全民健康安全知识丛书

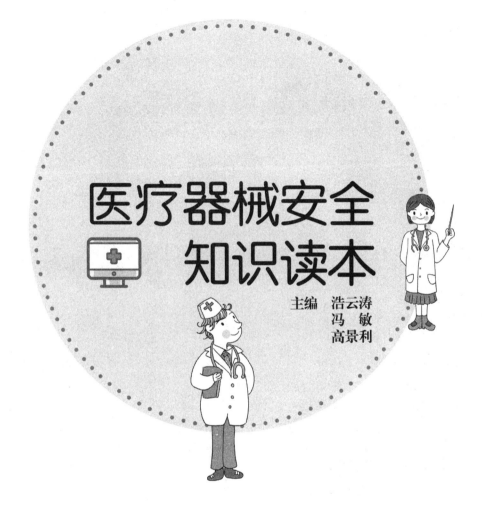

医疗器械安全知识读本

主编 浩云涛
　　　冯　敏
　　　高景利

中国医药科技出版社

内 容 提 要

医疗器械是为了预防、诊断、治疗疾病，直接或者间接作用于人体的仪器、设备、材料等物品。本书涉及的医疗器械种类多，跨度大，涵盖了家用及医院等各种类型的诊疗设备的使用、维护方法及注意事项。全书还涵盖了我国医疗器械监管法规以及部分常见医疗器械的介绍、购买和使用等内容，对保障公众身体健康和生命安全、改善生活质量等具有重要作用。可供广大读者阅读参考。

图书在版编目（CIP）数据

医疗器械安全知识读本 / 浩云涛，冯敏，高景利主编 . — 北京：中国医药科技出版社，2017.5

（全民健康安全知识丛书）

ISBN 978-7-5067-9459-6

Ⅰ.①医… Ⅱ.①浩… ②冯… ③高… Ⅲ.①医疗器械—安全管理
Ⅳ.① R197.39

中国版本图书馆 CIP 数据核字（2017）第 187821 号

美术编辑　陈君杞
版式设计　锋尚设计
插　　图　张　璐

出版　中国医药科技出版社
地址　北京市海淀区文慧园北路甲 22 号
邮编　100082
电话　发行：010-62227427　邮购：010-62236938
网址　www.cmstp.com
规格　710×1000mm　$^1/_{16}$
印张　$12^3/_4$
字数　158 千字
版次　2017 年 5 月第 1 版
印次　2017 年 5 月第 1 次印刷
印刷　三河市国英印务有限公司
经销　全国各地新华书店
书号　ISBN 978-7-5067-9459-6
定价　29.80 元

编委会

主　编　浩云涛　冯　敏　高景利

副主编　张瑞山　孙晓明　周颖帅　刘宇静

审　校　王瑞玉

编　委　李　强　张绍忠　聂振奎　刘　凯　徐　颖

　　　　张连强　许耀良　刘延武　赵晓亮　钟子红

　　　　李永平　阎中青　赵　丽

医疗器械是为了疾病的治疗、诊断和康复，直接或者间接作用于人体的仪器、设备、材料等物品，对保障公众身体健康和生命安全、改善生活质量等具有重要作用。随着越来越多的家用医疗器械产品不断进入普通百姓家庭，为帮助人民群众理性购买和正确使用医疗器械，本书介绍了医疗机构及家用等各种类型的医疗设备，内容涵盖了我国医疗器械监管法规以及部分常见医疗器械购买、使用等内容，可供广大人民群众在购买和使用医疗器械时参考。

全书分三章，高景利编写第一章，浩云涛编写第二章，冯敏编写第三章。各位编委为本书的出版付出了辛勤的努力，在此一并向他们表示感谢！

由于编写水平有限，书中难免有不妥和疏漏之处。敬请广大同行和读者提出批评和建议。

编　者

2017年4月

第一章
医疗器械基本知识

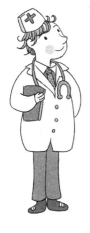

第二章
医疗机构医疗器械
的安全使用

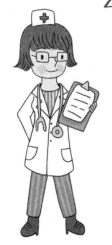

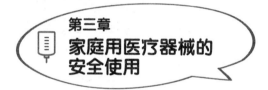

第三章

家庭用医疗器械的
安全使用

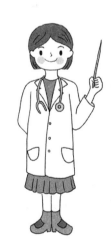

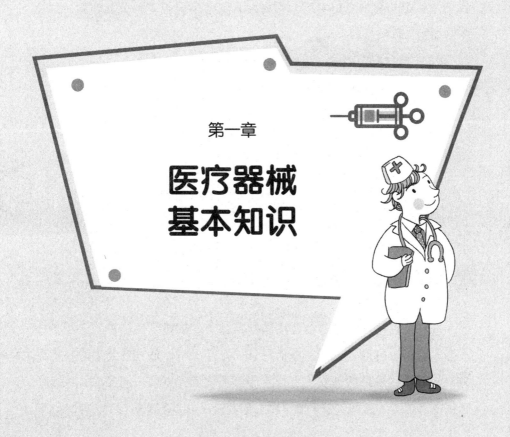

第一章

医疗器械
基本知识

什么是医疗器械？

《医疗器械监督管理条例》（中华人民共和国国务院令第650号）第八章附则中医疗器械定义是指直接或者间接用于人体的仪器、设备、器具、体外诊断试剂及校准物、材料以及其他类似或者相关的物品，包括所需要的计算机软件。

医疗器械的使用旨在达到下列预期目的：

1. 对疾病的预防、诊断、治疗、监护、缓解。
2. 对损伤或者残疾的诊断、治疗、监护、缓解、补偿。
3. 对解剖或者生理过程的研究、替代、调节或者支持。
4. 对生命的支持或者维持。
5. 妊娠控制。
6. 通过对来自人体的样本进行检查，为医疗或者诊断目的提供信息。

 ## 什么是医疗器械使用单位？

医疗器械使用单位是指使用医疗器械为他人提供医疗等技术服务的机构，包括取得医疗机构执业许可证的医疗机构、取得计划生育技术服务机构执业许可证的计划生育技术服务机构以及依法不需要取得医疗机构执业许可证的血站、单采血浆站、康复辅助器具适配机构等。

 ## 医疗器械管理的法律依据是什么？

我国医疗器械监督管理的法律依据是2014年3月31日国务院颁布的《医疗器械监督管理条例》。在中华人民共和国境内从事医疗器械的研制、生产、经营、使用活动及其监督管理，均应当遵守本条例。目前构成我国医疗器械监管法规体系依次是国务院法规、部门规章和规范性文件等几个层次。各个层次的法规的关系是：下位法规是对上位法规的细化。如：部门发布的行政规章是《医疗器械监督管理条例》的具体实施细则。

 关于医疗器械的政策法规都有哪些?

1.《中华人民共和国行政许可法》已由中华人民共和国第十届全国人民代表大会常务委员会第四次会议于2003年8月27日通过,现予公布,自2004年7月1日起施行。

2.《医疗器械监督管理条例》已经2014年2月12日国务院第39次常务会议修订通过,现将修订后的《医疗器械监督管理条例》公布,自2014年6月1日起施行。

3.《医疗器械标准管理办法》已于2017年2月21日经国家食品药品监督管理总局局务会议审议通过,现予公布,自2017年7月1日起施行。

4.《体外诊断试剂注册管理办法修正案》已于2017年1月5日经国家食品药品监督管理总局局务会议审议通过,现予公布,自公布之日起施行。

5.《医疗器械召回管理办法》已于2017年1月5日经国家食品药品监督管理总局局务会议审议通过,现予公布,自2017年5月1日起施行。

6.《医疗器械临床试验质量管理规范》已经国家食品药品监督管理总局局务会议、国家卫生和计划生育委员会委主任会议审议通过,现予公布,自2016年6月1日起施行。

7.《医疗器械通用名称命名规则》已经2015年12月8日国家食品药品监督管理总局局务会议审议通过,现予公布,自2016年4月1日起施行。

8.《医疗器械使用质量监督管理办法》已经2015年9月29日国家食品药品监督管理总局局务会议审议通过,现予公布,自2016年2月1日起施行。

9.《医疗器械分类规则》已经2015年6月3日国家食品药品监督管理总局局务会议审议通过,现予公布,自2016年1月1日起施行。

10.《医疗器械经营监督管理办法》已于2014年6月27日经国家食品药品监督管理总局局务会议审议通过,现予公布,自2014年10月1日起施行。

11.《医疗器械生产监督管理办法》已于2014年6月27日经国家食品药

品监督管理总局局务会议审议通过，现予公布，自2014年10月1日起施行。

12.《医疗器械说明书和标签管理规定》已于2014年6月27日经国家食品药品监督管理总局局务会议审议通过，现予公布，自2014年10月1日起施行。

13.《体外诊断试剂注册管理办法》已于2014年6月27日经国家食品药品监督管理总局局务会议审议通过，现予公布，自2014年10月1日起施行。

14.《医疗器械注册管理办法》已于2014年6月27日经国家食品药品监督管理总局局务会议审议通过，现予公布，自2014年10月1日起施行。

15.《互联网药品信息服务管理办法》于2004年5月28日经国家食品药品监督管理局局务会议审议通过，现予公布。本规定自公布之日起施行。

16.《医疗卫生机构医学装备管理办法》卫生部研究制定并下发（卫规财发〔2011〕24号）。

17.《医疗器械临床使用安全管理规范（试行）》卫生部研究制定并下发（卫医管发〔2010〕4号）。

18.《大型医用设备配置与使用管理办法》卫生部、国家发展和改革委员会、财政部联合制定并下发（卫规财发〔2004〕474号）。

19.《放射诊疗管理规定》卫生部制定并下发（中华人民共和国卫生部令第46号）。

20.《特种设备安全监察条例》国务院第68次常务会议通过并制定下发〔国务院令第373号（行政法规）〕。

21.《医用氧舱安全管理规定》国家质量技术监督局、卫生部制定并颁发（质技监局锅发〔1999〕218号）。

22.《一次性使用无菌医疗器械监督管理办法》（暂行）国家食品药品监督管理总局制定并下发（局令第24号）。

 ## 《医疗卫生机构医学装备管理办法》的内容是什么？

医学装备是指医疗卫生机构中用于医疗、教学、科研、预防、保健等工作及具有卫生专业技术特征的仪器设备、器械、耗材和医学信息系统等的总称。为了规范和加强医疗卫生机构医学装备管理，促进医学装备合理配置、安全与有效利用，充分发挥使用效益，保障医疗卫生事业健康发展，依据有关法律法规，原卫生部研究制定并下发了《医疗卫生机构医学装备管理办法》（卫规财发〔2011〕24号）。医疗卫生机构利用各种资金来源购置、接受捐赠和调拨的医学装备，均应当按照本办法实施管理。医疗卫生机构医学装备管理应当遵循统一领导、归口管理、分级负责、权责一致的原则，应用信息技术等现代化管理方法，提高管理效能。

 ## 《医疗器械临床使用安全管理规范（试行）》的内容是什么？

医疗器械临床使用安全管理是指医疗机构医疗服务中涉及的医疗器械产品安全、人员、制度、技术规范、设施、环境等的安全管理。为加强医疗器械临床使用安全管理工作，降低医疗器械临床使用风险，提高医疗质量，保障医患双方合法权益，卫生部研究制定并下发了《医疗器械临床使用安全管理规范（试行）》（卫医管发〔2010〕4号）。明确了医疗机构如何对医疗器械的临床准入与评价、临床使用及临床保障的规范管理。医疗机构应当依据本规范制定医疗器械临床使用安全管理制度，建立健全本机构医疗器械临床使用安全管理体系。

 ## 《大型医用设备配置与使用管理办法》的内容是什么？

大型医用设备是指列入国务院卫生行政部门管理品目的医用设备以及尚未列入管理品目、省级区域内首次配置的整套单价在500万元人民币以上的医用设备。为合理配置和有效使用大型医用设备，控制卫生费用过快增长，维护患者权益，促进卫生事业的健康发展，原卫生部、国家发展和改革委员会、财政部联合制定并下发了《大型医用设备配置与使用管理办法》（卫规财发〔2004〕474号）。大型医用设备的管理实行配置规划和配置证制度。甲类大型医用设备的配置许可证由国务院卫生行政部门颁发；乙类大型医用设备的配置许可证由省级卫生行政部门颁发。医疗器械安全使用指南疗机构要加强大型医用设备使用管理，严格操作规范，保证设备使用安全、有效。

 ## 《放射诊疗管理规定》的内容是什么?

放射诊疗工作是指使用放射性核素、射线装置进行临床医学诊断、治疗和健康检查的活动。为加强放射诊疗工作的管理，保证医疗质量和医疗安全，保障放射诊疗工作人员、患者和公众的健康权益，卫生部制定并下发了《放射诊疗管理规定》（中华人民共和国卫生部令第46号）。医疗机构开展放射诊疗工作，应当具备与其开展的放射诊疗工作相适应的条件，经所在地县级以上地方卫生行政部门的放射诊疗技术和医用辐射机构许可（以下简称放射诊疗许可）。医疗机构应当采取有效措施，保证放射防护、安全与放射诊疗质量符合有关规定、标准和规范的要求。

《医疗器械召回管理办法（试行）》的内容是什么?

医疗器械召回是指医疗器械生产企业按照规定的程序对其已上市销售的存在缺陷的某一类别、型号或者批次的产品，采取警示、检查、修理、重新标签、修改并完善说明书、软件升级、替换、收回、销毁等方式消除缺陷的行为。为加强对医疗器械的监督管理，保障人体健康和生命安全，国家食品药品监督管理总局制定并下发了《医疗器械召回管理办法（试行）》（国家食品药品监督管理总局令第29号）。医疗器械生产企业是控制与消除产品缺陷的主体，应当对其生产的产品安全负责。医疗器械生产企业应当按照本办法的规定建立和完善医疗器械召回制度，收集医疗器械安全的相关信息，对可能存在缺陷的医疗器械进行调查、评估，及时召回存在缺陷的医疗器械。

 ## 《医疗器械注册管理办法》的内容是什么？

医疗器械注册是食品药品监督管理部门根据医疗器械注册申请人的申请，依照法定程序，对其拟上市医疗器械的安全性、有效性研究及其结果进行系统评价，以决定是否同意其申请的过程。医疗器械备案是由医疗器械备案人向食品药品监督管理部门提交备案资料，由食品药品监督管理部门对提交的备案资料存档备查。为规范医疗器械的注册与备案管理，保证医疗器械的安全、有效，根据《医疗器械监督管理条例》，国家食品药品监督管理总局局务会议审议通过并制定下发了《医疗器械注册管理办法》（国家食品药品监督管理总局令第4号）。在中华人民共和国境内销售、使用的医疗器械，应当按照本办法的规定申请注册或者办理备案。医疗器械注册与备案应当遵循公开、公平、公正的原则。

 ## 《医疗器械说明书和标签管理规定》的内容是什么？

医疗器械说明书是指由医疗器械注册人或者备案人制作，随产品提供给用户，涵盖该产品安全有效的基本信息，用以指导正确安装、调试、操作、使用、维护、保养的技术文件。

医疗器械标签是指在医疗器械或者其包装上附有的用于识别产品特征和标明安全警示等信息的文字说明及图形、符号。为规范医疗器械说明书和标签，保证医疗器械使用的安全，根据《医疗器械监督管理条例》，国家食品药品监督管理总局局务会议审议通过，制定并下发了《医疗器械说明书和标签管理规定》（国家食品药品监督管理总局令第6号）。凡在中华人民共和国境内销售、使用的医疗器械，应当按照本规定要求附有说明书和标签。医疗器械说明书和标签的内容应当科学、真实、完整、准确，并与产品特性相一致。

《医疗器械生产监督管理办法》的内容是什么？

为加强医疗器械生产监督管理，规范医疗器械生产行为，保证医疗器械安全、有效，根据《医疗器械监督管理条例》，国家食品药品监督管理总局局务会议审议通过，制定并下发了《医疗器械生产监督管理办法》（国家食品药品监督管理总局令第7号）。在中华人民共和国境内从事医疗器械生产活动及其监督管理，应当遵守本办法。医疗器械生产企业应当结果进行系统评价，以决定是否同意其申请的过程。医疗器械备案是由医疗器械备案人向食品药品监督管理部门提交备案资料，由食品药品监督管理部门对提交的备案资料存档备查。为规范医疗器械的注册与备案管理，保证医疗器械的安全、有效，根据《医疗器械监督管理条例》，国家食品药品监督管理总局局务会议审议通过并制定下发了《医疗器械注册管理办法》（国家食品药品监督管理总局令第4号）。在中华人民共和国境内销售、使用的医疗器械，应当按照本办法的规定申请注册或者办理备案。医疗器械注册与备案应当遵循公开、公平、公正的原则。

 《医疗器械经营监督管理办法》的内容是什么？

为加强医疗器械经营监督管理，规范医疗器械经营行为，保证医疗器械安全、有效，根据《医疗器械监督管理条例》，国家食品药品监督管理总局局务会议审议通过，并制定下发《医疗器械经营监督管理办法》（国家食品药品监督管理总局令第8号）。在中华人民共和国境内从事医疗器械经营活动及其监督管理，应当遵守本办法。按照医疗器械风险程度，医疗器械经营实施分类管理。

 《医疗器械使用质量监督管理办法》的内容是什么？

为加强医疗器械使用质量监督管理，保证医疗器械使用安全、有效，根据《医疗器械监督管理条例》（简称《条例》），国家食品药品监督管理总局局务会议审议通过，制定并下发《医疗器械使用质量监督管理办法》（国家食品药品监督管理总局令第18号，简称《办法》）。《办法》是我国第一部根据《条例》针对使用环节医疗器械质量管理及其监督管理制定的规章。在《条例》修订之前，对医疗器械使用环节的监管，主要涉及医疗器械的采购和一次性使用医疗器械的处置，内容较为单薄。实践中，部分医院等使用单位采购医疗器械行为不规范、渠道不合法、索证索票等工作不严谨的问题仍然存在；部分医院等使用单位忽视对医疗器械的维护，在用医疗设备常"带病"工作，严重影响医疗质量和患者安全。新修订的《条例》较大幅度地扩增了医疗器械使用环节监管的条款，《办法》作为《条例》的配套规章，根据其规定的食品药品监管部门和卫生计生主管部门的职责分工，对使用环节的医疗器械质量监管制度进行了细化。不仅是深化医疗器械监管体制机制改革的一个重要成果，更是对医疗器械实施"全过程"监管理念的具体体现。

 ## 《医疗器械不良事件监测和再评价管理办法（试行）》的内容是什么？

为加强医疗器械不良事件监测和再评价工作，根据《医疗器械监督管理条例》卫生部和国家食品药品监督管理局制定并下发了《医疗器械不良事件监测和再评价管理办法（试行）》（国食药监械〔2008〕766号）。本办法适用于医疗器械生产企业、经营企业、使用单位、医疗器械不良事件监测技术机构、食品药品监督管理部门和其他有关主管部门。国家鼓励公民、法人和其他相关社会组织报告医疗器械不良事件。

 ## 《医疗器械标准管理办法》的内容是什么？

为促进科学技术进步，保障医疗器械安全有效，提高健康保障水平，加强医疗器械标准管理，根据《中华人民共和国标准化法》《中华人民共和国标准化法实施条例》和《医疗器械监督管理条例》等法律法规，国家食品药品监督管理总局制定并下发了《医疗器械标准管理办法》（国家食品药品监督管理总局令第33号）。医疗器械标准，是指由国家食品药品监督管理总局依据职责组织制定、修订，依法定程序发布，在医疗器械研制、生产、经营、使用、监督管理等活动中遵循的统一的技术要求。在中华人民共和国境内从事医疗器械标准的制定、修订、实施及监督管理，应当遵守法律、行政法规及本办法的规定。医疗器械标准按照其效力分为强制性标准和推荐性标准。

 《医疗器械临床试验质量管理规范》的内容是什么？

为加强对医疗器械临床试验的管理，维护医疗器械临床试验过程中受试者权益，保证医疗器械临床试验过程规范，结果真实、科学、可靠和可追溯，根据《医疗器械监督管理条例》，国家食品药品监督管理总局、国家卫生和计划生育委员会制定并下发了《医疗器械临床试验质量管理规范》（国家食品药品监督管理总局中华人民共和国国家卫生和计划生育委员会令第25号）。在中华人民共和国境内开展医疗器械临床试验，应当遵循本规范。本规范涵盖医疗器械临床试验全过程，包括临床试验的方案设计、实施、监查、核查、检查以及数据的采集、记录、分析总结和报告等。本规范所称医疗器械临床试验，是指在经资质认定的医疗器械临床试验机构中，对拟申请注册的医疗器械在正常使用条件下的安全性和有效性进行确认或者验证的过程。医疗器械临床试验应当遵循依法原则、伦理原则和科学原则。

 《体外诊断试剂注册管理办法》的内容是什么？

为规范体外诊断试剂的注册与备案管理，保证体外诊断试剂的安全、有效，根据《医疗器械监督管理条例》，国家食品药品监督管理总局修订并下发了《体外诊断试剂注册管理办法》(国家食品药品监督管理总局令第30号)。在中华人民共和国境内销售、使用的体外诊断试剂，应当按照本办法的规定申请注册或者办理备案。本办法所称的体外诊断试剂，是指按医疗器械管理的体外诊断试剂，包括在疾病的预测、预防、诊断、治疗监测、预后观察和健康状态评价的过程中，用于人体样本体外检测的试剂、试剂盒、校准品、质控品等产品。可以单独使用，也可以与仪器、器具、设备或者系统组合使用。按照药品管理的用于血源筛查的体外诊断试剂和采用放射性核素标记的体外诊断试剂，不属于本办法管理范围。

 ## 《特种设备安全监察条例》的内容是什么?

特种设备是指涉及生命安全、危险性较大的锅炉、压力容器(含气瓶)、压力管道、电梯、起重机械、客运索道、大型游乐设施和场(厂)内专用机动车辆。为了加强特种设备的安全监察，防止和减少事故，保障人民群众生命和财产安全，促进经济发展，国务院第68次常务会器械临床试验机构中，对拟申请注册的医疗器械在正常使用条件下的安全性和有效性进行确认或者验证的过程。医疗器械临床试验应当遵循依法原则、伦理原则和科学原则。为保障人民群众生命和财产安全，促进经济发展，国务院第68次常务会议通过并制定下发了《特种设备安全监察条例》〔国务院令第373号(行政法规)〕。特种设备的生产(含设计、制造、安装、改造、维修)、使用、检验检测及其监督检查，应当遵守本条例，但本条例另有规定的除外。特种设备生产、使用单位应当建立健全特种设备安全、节能管理制度和岗位安全、节能责任制度。

 ## 《医用氧舱安全管理规定》的内容是什么?

医用氧舱是指:①医疗用空气加压舱和氧气加压舱;②兼作高压氧

治疗用途的多功能载人压力舱。包括：舱体，配套压力容器，供、排气系统，供、排氧系统，电气系统，空调系统，消防系统及所属的仪器、仪表和控制台等。为保障医用氧舱的安全使用，规范医用氧舱安全管理工作，国家质量技术监督局、卫生部制定并颁发了《医用氧舱安全管理规定》（质技监局锅发〔1999〕218号）。医用氧舱的设计、制造、安装、使用、检验、修理和改造必须符合本规定。

《一次性使用无菌医疗器械监督管理办法（暂行）》的内容是什么?

为加强一次性使用无菌医疗器械的监督管理，保证产品安全、有效，依据《医疗器械监督管理条例》，国家食品药品监督管理总局制定并下发了《一次性使用无菌医疗器械监督管理办法（暂行）》（局令第24号）。本办法所称一次性使用无菌医疗器械（以下简称无菌器械）是指无菌、无热原、经检验合格，在有效期内一次性直接使用的医疗器械。无菌器械按《一次性使用无菌医疗器械目录》实施重点监督管理。《目录》由国家药品监督管理局公布并调整。凡在中华人民共和国境内从事无菌器械的生产、经营、使用、监督管理的单位或个人应当遵守本办法。

医疗器械分类标准和方法是什么?

我国根据医疗器械产品安全性对医疗器械进行分类管理。分类目录由国家食品药品监督管理部门依据医疗器械分类规则制定：

第一类是风险程度低，实行常规管理可以保证其安全、有效的医疗器械。如：外科用手术器械（刀、剪、钳、镊、钩）、刮痧板、医用X光胶片、手术衣、手术帽、检查手套、纱布、绷带、引流袋等。

第二类是具有中度风险，需要严格控制管理以保证其安全、有效的医疗器械。如医用缝合针、血压计、体温计、心电图机、脑电图机、显微镜、针灸针、生化分析系统、助听器、超声消毒设备、不可吸收缝合线等。

第三类是具有较高风险、需要采取特别措施严格控制管理以保证其安全、有效的医疗器械。如：植入式心脏起搏器、角膜接触镜、人工晶体、超声肿瘤聚焦刀、血液透析装置、植入器材、血管支架、综合麻醉机、齿科植入材料、医用可吸收缝合线、血管内导管等。

 ## 医疗器械的管理部门职能是什么？

国务院食品药品监督管理部门负责全国医疗器械监督管理工作。国务院有关部门在各自的职责范围内负责与医疗器械有关的监督管理工作。

县级以上地方人民政府食品药品监督管理部门负责本行政区域的医疗器械监督管理工作。县级以上地方人民政府有关部门在各自的职责范围内负责与医疗器械有关的监督管理工作。

食品药品监督管理部门主要职能有：一是医疗器械的研发与注册管理，二是医疗器械的生产管理，三是医疗器械的经营管理，四是医疗器械的使用管理。

 ## 医疗器械产品如何管理？

国家对医疗器械按照风险程度实行分类管理。第一类医疗器械实行产品备案管理，由备案人向所在地设区的市级人民政府食品药品监督管理部门提交备案资料。第二类、第三类医疗器械实行产品注册管理。申请第二类医疗器械产品注册，注册申请人应当向所在地省、自治区、直辖市人民政府食品药品监督管理部门提交注册申请资料。申请第三类医

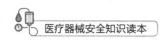

疗器械产品注册，注册申请人应当向国务院食品药品监督管理部门提交注册申请资料。

 医疗器械经营需具备什么资格？

在中华人民共和国境内从事医疗器械经营活动及其监督管理，应当遵守《医疗器械监督管理条例》（国务院令第650号）。从事医疗器械经营活动，应当有与经营规模和经营范围相适应的经营场所和贮存条件以及与经营的医疗器械相适应的质量管理制度和质量管理机构或者人员。从事第二类医疗器械经营的，由经营企业向所在地设区的市级人民政府食品药品监督管理部门备案并提交证明资料。从事第三类医疗器械经营的，经营企业应当向所在地设区的市级人民政府食品药品监督管理部门申请经营许可并提交证明资料。医疗器械生产企业销售本企业生产的医疗器械，不需办理经营许可或备案。

 医疗器械产品网上销售要遵守哪些法律规定？

网上销售医疗器械，应遵守《互联网药品信息服务管理办法》。消费者网上购买医疗器械时，要查看《互联网药品信息服务资格证书》和《互联网药品交易服务资格证书》，在网站首页查验互联网药品交易服务机构资格证书号码。

 医疗器械标准制定的流程是什么？

医疗器械标准制修订程序包括标准立项、起草、征求意见、技术审查、批准发布、复审和废止等。医疗器械标准化技术委员会（包括标准化技术归口单位，下同）提出本专业领域标准计划项目立项申请，报国家食品药品监督管理总局审核。

国家食品药品监督管理总局审核通过的医疗器械标准计划项目，由提出起草相关医疗器械标准的医疗器械生产经营企业、使用单位、监管部门、检测机构以及有关教育科研机构、社会团体等，形成医疗器械标准征求意见稿，报送医疗器械标准管理中心。

医疗器械标准征求意见稿在医疗器械标准管理中心网站向社会公开征求意见。起草单位根据汇总意见对征求意见稿进行修改完善，形成医疗器械标准送审稿。承担医疗器械标准计划项目的医疗器械标准化技术委员会负责组织对医疗器械标准送审稿进行技术审查。

审查通过的医疗器械行业标准由国家食品药品监督管理总局确定实施日期和实施要求，以公告形式发布。

医疗器械标准化技术委员会应当对已发布实施的医疗器械标准开展复审工作，复审结论分为继续有效、修订或者废止。

如何判定医疗器械是否适用？

医疗器械产品在出厂时都附有说明书，说明书中标明了产品的适用范围。医疗器械的适用范围与该产品在其《制造认可表》或《产品注册登记表》中的相应内容一致。产品的适用范围一般是在临床试验的基础上，经过食品药品监督管理部门批准的，有其科学性和法定性。因此，消费者在购买前应仔细查看产品的适用范围、禁忌证、注意事项等内容，搞清楚该产品是否适用，必要时，应征求专业医师的意见。

医疗器械不良事件是什么？

医疗器械不良事件，是指获准上市的质量合格的医疗器械在正常使用情况下发生的，导致或者可能导致人体伤害的各种有害事件。

医疗器械生产企业、经营企业和使用单位应当建立医疗器械不良事件监测管理制度，指定机构并配备专（兼）职人员承担本单位医疗器械不良事件监测及报告工作。报告涉及其生产、经营及使用的产品所发生的导致或者可能导致严重伤害或死亡的医疗器械不良事件。报告医疗器械不良事件应当遵循可疑即报的原则。

省、自治区、直辖市医疗器械不良事件监测技术机构应当对医疗器械不良事件报告进行调查、核实、分析、评价，并上报国家药品不良反应监测中心。

国家药品不良反应监测中心在收到省、自治区、直辖市医疗器械不良事件监测技术机构的报告后，应当对报告进一步分析、评价，必要时进行调查、核实，报国家食品药品监督管理总局，同时抄送国家卫生和计划生育委员会。

医疗器械不良事件的发生原因有哪些?

1. 产品的固有风险

（1）设计因素：受现在科学技术条件、认知水平、工艺等因素的限制，医疗器械在研发过程中不同程度的存在目的单纯、考虑单一、设计与临床实际不匹配、应用定位模糊等问题，造成难以回避的设计缺陷。

（2）材料因素：医疗器械许多材料的选择源自于工业，经常不可避免地要面临生物相容性，放射性、微生物污染，化学物质残留、降解等实际问题；并且医疗器械无论是材料的选择，还是临床的应用，跨度都非常大；而人体还承受着内、外环境复杂因素的影响，所以一种对于医疗器械本身非常好的材料，不一定就能完全用于临床。

（3）临床应用：主要是风险比较大的三类器械，在使用过程中任何外部条件的变化，在使用过程中任何外部条件的变化，都可能存在很大的风险；医疗器械性能、功能故障或损坏；在标签、产品使用说明书中存在错误或缺陷。

医疗器械不良事件如何处理？

医疗器械生产企业、经营企业和使用单位发现或者知悉应报告的医疗器械不良事件后，应当填写《可疑医疗器械不良事件报告表》向所在地省、自治区、直辖市医疗器械不良事件监测技术机构报告。国家鼓励有关单位和个人在发现医疗器械不良事件时，向食品药品监管部门报告。

 医疗器械召回是怎么回事？

医疗器械召回是指医疗器械生产企业按照规定的程序对其已上市销售的存在缺陷的某一类别、型号或者批次的产品，采取警示、检查、修理、重新标签、修改并完善说明书、软件升级、替换、收回、销毁等方式消除缺陷的行为。缺陷，是指医疗器械在正常使用情况下存在可能危及人体健康和生命安全的不合理的风险。

 医疗器械召回的要求是什么？

医疗器械生产企业应当按照卫生部发布，自2011年7月1日起施行的《医疗器械召回管理办法（试行）》（卫生部令第82号）的规定建立和完善医疗器械召回制度，收集医疗器械安全的相关信息，对可能存在缺陷的医疗器械进行调查、评估，及时召回存在缺陷的医疗器械。

医疗器械经营企业、使用单位应当协助医疗器械生产企业履行召回义务，按照召回计划的要求及时传达、反馈医疗器械召回信息，控制和收回存在缺陷的医疗器械。

医疗器械经营企业、使用单位发现其经营、使用的医疗器械存在缺陷的，应当立即暂停销售或者使用该医疗器械，及时通知医疗器械生产企业或者供货商，并向所在地省、自治区、直辖市药品监督管理部门报告；使用单位为医疗机构的，还应当同时向所在地省、自治区、直辖市

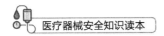

卫生行政部门报告。

 医疗器械召回是怎样分类的?

医疗器械召回主要是根据医疗器械缺陷的严重程度进行分类:

一级召回,使用该医疗器械可能或者已经引起严重健康危害的。

二级召回,使用该医疗器械可能或者已经引起暂时的或者可逆的健康危害的。

三级召回,使用该医疗器械引起危害的可能性较小但仍需要召回的。

医疗器械生产企业应当根据召回分级与医疗器械销售和使用情况,科学设计召回计划并组织实施。

 医疗器械不履行召回义务,将受到何种处罚?

医疗器械生产企业发现医疗器械存在缺陷而没有主动召回或者拒绝召回医疗器械的,责令召回医疗器械,并处应召回医疗器械货值金额3倍的罚款;造成严重后果的,吊销医疗器械产品注册证书,直至吊销医疗器械生产许可证。对于以下情形,予以警告,责令限期改正,并处3万元以下罚款:未在规定时间内将召回医疗器械的决定通知到医疗器械经营企业、使用单位或者告知使用者的;未按照食品药品监督管理部门要求采取改正措施或者重新召回医疗器械的;未对召回医疗器械的处理做详细记录或者未向食品药品监督管理部门报告的。对于以下情形,予以警告,责令限期改正,逾期未改正的,处3万元以下罚款:未按规定建立医疗器械召回制度的;拒绝协助食品药品监督管理部门开展调查的;未按规定提交《医疗器械召回事件报告表》、调查评估报告和召回计划、医疗器械召回计划实施情况和总结报告的;变更召回计划,未报食品药品监督管理部门备案的。

医疗器械存在缺陷的，没有立即暂停销售或使用，将受哪些处罚？

医疗器械经营企业、使用单位违反《医疗器械召回管理办法（试行）》第七条第一款规定的，医疗器械存在缺陷的，没有立即暂停销售或使用，责令其停止销售、使用存在缺陷的医疗器械，并处1000元以上3万元以下罚款；造成严重后果的，由原发证部门吊销《医疗器械经营企业许可证》。

 医疗器械缺陷的法律责任有哪些？

药品监督管理部门确认医疗器械生产企业因违反法律、法规、规章规定造成上市医疗器械存在缺陷，依法应当给予行政处罚，但该企业已经采取召回措施主动消除或者减轻危害后果的，依照《行政处罚法》的规定从轻或者减轻处罚；违法行为轻微并及时纠正，没有造成危害后果的，不予处罚。医疗器械生产企业召回医疗器械的，不免除其依法应当承担的其他法律责任。

 医疗器械的损害赔偿该如何进行？

召回的医疗器械给患者造成损害的，患者可以向生产企业请求赔偿，也可以向医疗器械经营企业、使用单位请求赔偿。患者向医疗器械经营企业、使用单位请求赔偿的，医疗器械经营企业、使用单位赔偿后，有权向负有责任的生产企业追偿。

 《刑法》对医疗器械有哪些相关规定？

《中华人民共和国刑法》第一百四十五条：生产不符合保障人体健康的国家标准、行业标准的医疗器械、医用卫生材料，或者销售明知是不符合保障人体健康的国家标准、行业标准的医疗器械、医用卫生材料，对人体健康造成严重危害的，处五年以下有期徒刑，并处销售金额百分之五十以上二倍以下罚金；后果特别严重的，处五年以上十年以下有期徒刑，并处销售金额百分之五十以上二倍以下罚金，其中情节特别恶劣的，处十年以上有期徒刑或者无期徒刑，并处销售金额百分之五十以上二倍以下罚金或者没收财产。

《中华人民共和国刑法》第一百四十九条：生产、销售本节第一百四十一条至第一百四十八条所列产品，不构成各该条规定的犯罪，但是销售金额在五万元以上的，依照本节第一百四十条的规定定罪处罚。生产、销售本节第一百四十一条至第一百四十八条所列产品，构成各该条规定的犯罪，同时又构成本节第一百四十条规定之罪的，依照处罚较重的规定定罪处罚。

《中华人民共和国刑法》第一百五十条：单位犯本节第一百四十条至第一百四十八条规定之罪的，对单位判处罚金，并对其直接负责的主管人员和其他直接责任人员，依照各该条的规定处罚。

《中华人民共和国刑法》第一百四十条：生产者、销售者在产品中掺杂、掺假，以假充真，以次充好或者以不合格产品冒充合格产品，销售金额五万元以上不满二十万元的，处二年以下有期徒刑或者拘役，并处或者单处销售金额百分之五十以上二倍以下罚金；销售金额二十万元以上不满五十万元的，处二年以上七年以下有期徒刑，并处销售金额百分之五十以上二倍以下罚金；销售金额五十万元以上不满二百万元的，处七年以上有期徒刑，并处销售金额百分之五十以上二倍以下罚金；销售金额二百万元以上的，处十五年有期徒刑或者无期徒刑，并处销售金额百分之五十以上二倍以下罚金或者没收财产。

最高人民法院和最高人民检察院《关于办理生产、销售伪劣商品刑事案件具体应用法律若干问题的解释司法解释》第六条：生产、销售不符合标准的医疗器械、医用卫生材料，致人轻伤或者其他严重后果的，应认定为刑法第一百四十五条规定的"对人体健康造成严重危害"。

生产、销售不符合标准的医疗器械、医用卫生材料，造成感染病毒性肝炎等难以治愈的疾病、一人以上重伤、三人以上轻伤或者其他严重后果的，应认定为"后果特别严重"。

生产、销售不符合标准的医疗器械、医用卫生材料，致人死亡、严重残疾、感染艾滋病、三人以上重伤、十人以上轻伤或者造成其他特别严重后果的，应认定为"情节特别恶劣"。

医疗机构或者个人，知道或者应当知道是不符合保障人体健康的国家标准、行业标准的医疗器械、医用卫生材料而购买、使用、销售金额在五万元以上的，依照本节第一百四十条的规定定罪处罚。生产、销售本节第一百四十一条至第一百四十八条所列产品，构成各该条规定的犯罪，同时又构成本节第一百四十条规定之罪的，依照处罚较重的规定定罪处罚。

 ## 家用医疗器械主要有哪些？

可以"家用的"医疗器械也都必须有医疗器械产品注册证。

主要有：家用治疗仪器远红外线治疗仪、磁疗仪、理疗仪、中频治疗仪等。

家用检测器械：血压检测仪、血糖检测仪、电子体温表、听诊器等。

家用医疗康复器具：家用制氧机、颈椎腰椎牵引器、防压疮床垫、矫形器等。

 ## 如何选购家用医疗器械？

要在医生指导下购买使用。医疗器械是用于诊断、治疗疾病的，购买前应听取医生的意见，在医生指导下使用。要定期由医生评价使用效果，检查有没有不良反应，防止误用损害健康。

在购买医疗器械前，要仔细阅读产品说明书，询问销售人员或医

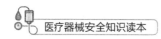

生，弄清产品的作用机制、适用范围、使用方法、注意事项、禁忌证等，根据医生的建议和自身情况选择购买和使用。

 购买家用医疗器械需要注意什么？

查看经营者有没有资格。要到正规药店或医疗器械经营企业购买，并验看其是否具备《医疗器械经营企业许可证》（或备案凭证）和《营业执照》等合法资质，售后服务是否有保障。

查看产品资质。医疗器械产品应具备《医疗器械产品注册证》（或备案凭证），《医疗器械生产许可证》（或备案凭证）如果需要辨别真假，可以登录国家食品药品监督管理总局网站查询。在数据查询栏目中点击医疗器械，输入注册证号或产品名称，全国各地的产品都可以查到。有一些普通商品宣传治疗功效混淆视听，如增高仪、减肥仪等，日常健身的健身器材以及一些含保健功能的衣服、帽子、鞋、袜、手镯、耳环等并不属于医疗器械。

索取发票，消费者在购买医疗器械时一定要索取购物发票。正式发票是购买凭证，在产品保修、质量投诉中用处很大，一些搞非法销售的也往往没有正式票据，所以千万不能图省事贪便宜。

如果需要辨别真假，可以登录国家食品药品监督管理总局网站查询。在数据查询栏目中点击医疗器械，输入注册证号或产品名称，全国各地的产品都可以查到。

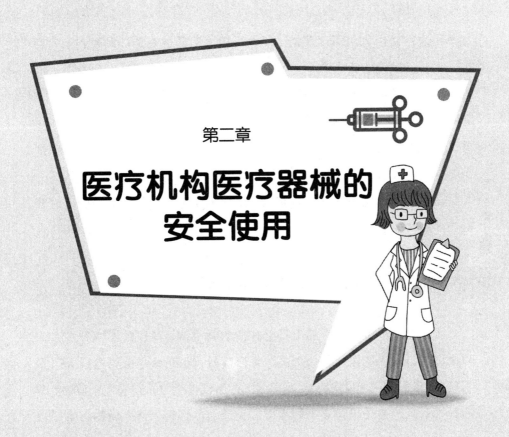

第二章

医疗机构医疗器械的安全使用

无菌类医疗器械

 无菌类医疗器械有哪些特点?

一次性使用无菌医疗器械（以下简称无菌器械）是指无菌、无致热原、经检验合格、在有效期内一次性直接使用的医疗器械。当前国家依照国家食品药品监督管理总局下发的《一次性使用无菌医疗器械监督管理办法（暂行）》（局令第24号）对无菌医疗器械进行监督管理。凡在中华人民共和国境内从事无菌器械的生产、经营、使用、监督管理的单位或个人应当根据产品的特点，按照《办法》的要求，建立质量管理体系，形成文件，加以实施并保持其有效性。作为质量管理体系的一个组成部分，产品的全生命周期均应实施风险管理。

 无菌医疗器械的灭菌要求是什么?

无菌医疗器械是指产品上没有存活的微生物，是医疗器械制造企业以无菌状态提供的医疗器械产品，是医疗机构、公众不需要进行灭菌而直接使用的无菌医疗器械产品。无菌医疗器械生产企业按《医疗器械生产质量管理规范》要求建立不同级别的生产洁净环境，从原材料、生产过程、人员卫生、设备的洁净、物料、人流等方面要求进行严格的控制，使微生物污染控制到标准规定的可接受水平。灭菌是用物理和化学的方法杀灭一切活的微生物（包括病原微生物和非病原微生物、繁殖型或芽孢型微生物）。无菌医疗器械的无菌不是绝对的，只是把微生物存活概率减少到最低限度。当前无菌医疗器械的灭菌概率标准规定为10^{-6}，即百万分之一。医疗器械常见的灭菌方法有湿热灭菌、辐射灭菌、环氧乙烷灭菌等。其灭菌要求应遵从相应的国家标准。

无菌性医疗器械使用需要注意哪些事项？

一次性使用产品禁止重复使用，使用过的无菌器械必须按规定销毁，使其零部件不再具有使用功能，经消毒无害化处理，并做好记录。

无菌类产品经过灭菌处理，须在失效期年月内使用。

单包装破损、护套脱落的，禁止使用，并做报废处理。

产品的使用必须严格执行无菌技术操作规程。

产品应储存在相对湿度小于80%、通风、干燥的室内。

普通诊查器械

 ## 常用体温计的种类有哪些？

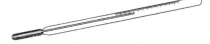

玻璃体温计是最常见的体温计，它可使随体温升高的水银柱保持原有位置，便于使用者随时观测。

电子式体温计利用某些物质的物理参数（如电阻、电压、电流等）与环境温度之间存在的确定关系，将体温以数字的形式显示出来。

红外线体温计通过测量耳朵鼓膜或额头的辐射温度，非接触性地实现对人体温度的测量。

电子体温计的原理与结构：电子体温计是利用感温元体（通常是用热敏电阻）的电阻值大小随环境温度的变化而变化的原理制成的。一般电子体温计由四部分组成，头部是感温部件，杆身是数字式温度显示器，侧面是电源开关按钮，末端是电池盒和盖。电子体温表读数直观、携带方便、小巧新颖、不易损坏，比普通水银体温表更易保管。

 ## 体温计测体温要掌握什么样的方法？

人体体温会随着时间的变化有所差距，人体体温在清晨比较低，近傍晚则会稍高。所以一天内体温测量结果有轻微差距，这是正常的。

口温测量将体温计感测头前端放在舌头下，稍用力压住，测量时要将口完全紧闭，期间不要说话，正常口温约36.0～37.5℃。腋温测量将体温计感测头置于腋下最前端和身体平行的位置，手臂紧靠身体，确保体温计被皮肤完全覆盖且不受空气影响，正常腋温约35.0～37.0℃。

肛温测量在体温计前端涂上水溶性润滑剂，插入少于约1.5cm的体温计前端到肛门口，如遇任何阻力马上停止测量。正常肛温约36.2～37.9℃。

耳温测量测量前将耳道内耳垢或异物清理干净，将耳朵轻轻向后拉以使耳道伸直，将侦测头放入耳道，按下测量键后即可读值。正常耳温约35.8℃～38℃。

额温测量测量前将额头附近汗水或化妆品清理干净，用手将头发拨开，将感温头对准眉心约1～3cm的距离，按下测量键后即可读值。正常额温35.8～37.8℃。

血压计分类和特点是什么？

水银（汞）柱血压计耐用，测量血压值稳定，较精确；完全依赖人的主观性，重复性差，准确度依赖临床医师的经验，外界噪声干扰对"柯氏音"的识别，携带不便。

电子血压计不需要掌握柯氏音听诊术，小巧轻便，使用简便易掌握，噪声小，无水银外漏，适合家庭自测或出差旅途中测量。灵敏度高，抗干扰性较差，容易受受检者的体位、上臂位置和袖带缠扎部位等因素的影响。

气压表式血压计体积小、没有液体、便于携带，无水银外漏问题，但难以保证测压数据始终准确，必须定期与汞柱血压计进行校准，通常读数偏低。

血压计使用时应注意哪些事项?

依测量结果自我诊断及治疗有风险，应遵从医生指导。在普通心律失常（比如说房性期前收缩、室性期前收缩及心房颤动等）的情况下测量会造成误差。请勿对袖带过度加压，会造成手臂淤血或麻痹。患有严重的血液循环障碍、血液疾病的患者，请在医生的指导下使用。

测量时因手臂受到挤压，可能会导致急性内出血。请勿在血压计附近使用移动电话或其他发射电磁场的装置。请勿对血压计的本体或袖带自行拆卸和改造。

测量时需保持正确测量姿势，并在温度适宜的房间内测量血压。测量前预先去洗手间。在进食、饮酒、抽烟、运动和淋浴后，至少等30分钟才开始测量。测量前请至少休息15分钟以上，连续测量时，请至少间隔2分钟以上。

肺活量计使用时需注意哪些事项?

测试者必须将显示器向上，不可倒置，注意不可堵住文氏管的出气口。

测试者要学会深呼吸气，避免耸肩提气，应该像闻花式慢吸气；学会吸气后屏住气再对准口嘴吹气，防止此时从嘴处吸气。吹气时应徐徐用力，一气呵成，以免中途停顿，数据锁定。

使用时，应小心轻放，避免碰撞、摔跌。测试过程中应保持文氏管的畅通，如有异物必须消除，测试结束后，要用酒精棉球擦拭气管部。

吹气嘴不能重复使用，预防交叉感染，吹气嘴的消毒可选用器械消毒液洗净浸泡3~5分钟，消毒后的吹气嘴，用清水冲净晾干，包装待用。停用时，应取出电池，以免电池腐蚀仪器。

听诊器的原理是什么？

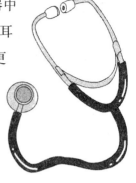

听诊器的原理就是物质间振动传导至听诊器中的铝膜，改变了声音的频率、波长，达到了人耳"舒适"的范围，同时遮蔽了其他声音，"听"得更清楚。人听到声音的原因是所谓"声音"就是物质间相互振动传导例如空气振动人耳中鼓膜等，转化为脑电流，人就听到了声音。其中人耳朵能感受的振动频率为20～20000Hz。

叩诊锤有什么作用？

人体的一切活动，从最原始的到最高级的，都是神经系统反射的结果，神经反射是人体生命活动的基本方式。一旦神经系统有毛病时，就会出现病理反射。

病理反射是指中枢神经系统受到损害时才发生的异常反射。医生手持的橡皮锤，正是用来检查患者的异常反射情况的。比如在检查患者的膝反射时，让患者处于坐位，双脚悬空放松，医生用叩诊锤叩击膝部。正常人会引起股四头肌（大腿前面一块肌肉）收缩，小腿上举。这个反射称膝腱反射。膝腱反射的中枢在脊髓，因此，这一项检查不是检查膝部有没有病，而是检查脊髓反射中枢的膝反射是否正常。

肱二头肌腱反射、肱三头肌腱反射、桡骨膜反射、跟腱反射等，和膝反射一样，都是肌腱反射。正常情况下，肌腱反射是受高级神经系统的反馈和抑制的，所以接受叩击的手臂、腿和脚的肌肉不会产生过强或过弱的收缩，而且两侧反射的检查结果基本上应一致。

一侧膝腱反射减弱，可能是传出神经或脊髓神经根有病变；酒精中毒性神经炎，则多见有膝腱反射消失；腰椎间盘突出造成的坐骨神经损害以及小儿下肢瘫痪，都会引起跟腱反射减弱或丧失；脊髓横断挫伤（脊髓休克）时，由于脊髓失去高一级中枢神经的管理，会表现出一时性的反射全然消失。而脑血管病变时，由于大脑皮质丧失了对脊髓的控制，脊髓处于放任状态，就会出现肌腱反射亢进。

 ## 视力表检查视力时需要注意什么？

对于一般视力检查而言，视力检查应在中等适光亮度下，检查室光线应较暗为宜。当照亮视力表时，检查者应注意避免眩光源出现在患者视野内。

检查远视力时，检查距离为5米，视力表放置高度应以1.0（或对数视力表5.0）行视标与受检者眼高平行，照明度应当合适。

按先右眼后左眼的顺序分别进行检查。如果戴眼镜者，还要检查戴镜视力，也称矫正视力。检查时遮眼板要严密遮盖非检查眼，否则双眼所测视力会高于单眼视力，影响检查结果的准确性，甚至造成漏诊、延误病情的情况出现。

此外，检查时眯眼、歪头或挪动身体都是不正确的姿势，也会使得检查结果不客观，检查时必须加以注意。

注射穿刺器械

 ## 注射器的功能和注意事项是什么？

注射器的出现是医疗用具领域一次划时代的革命，用针头抽取或者注入气体或者液体的这个过程叫做注射。注射器由前端带有小孔的针筒以及与之匹配的活塞芯杆组成，在芯杆拔出的时候液体或者气体从针筒前端小孔吸入，在芯杆推入时将液体或者气体挤出。

注射器也可以用于医疗设备、容器，如有些色谱法中的科学仪器穿过橡胶隔膜注射。将气体注射到血管中将会导致空气栓塞，从注射器中去除空气以避免栓塞的办法是将注射器倒置，轻轻敲打，然后在注射到血流之前挤出一点儿液体。

1. 使用注意事项

（1）本产品为"一次性使用"产品。禁止重复使用，用后应销毁。

（2）本产品经环氧乙烷灭菌，须在失效年月内使用。

（3）单包装破损、护套脱落，禁止使用，并做报废处理。

（4）本产品应储存在相对湿度小于80%，通风、干燥的室内。

（5）正常使用后的处理，请按相关法规要求执行。

2. 使用指南

（1）撕开单包装袋，取出注射器。

（2）去掉注射针保护套，拉动芯杆作来回滑动，拧紧注射针。

（3）然后抽入药液，注射针向上，缓慢上推芯杆排除空气。

（4）进行皮下或肌内注射或进行抽血。

 输液器的功能和注意事项是什么？

输液器是一种常见的医疗耗材，经过无菌处理，建立静脉与药液之间通道，用于静脉输液。一般由静脉针或注射针、针头护帽、输液软管、药液过滤器、流速调节器、滴壶、瓶塞穿刺器、空气过滤器等八个部分连接组成，部分输液器还有注射件、加药口等。

1. 使用注意事项

（1）产品只能用于重力输液。

（2）产品失效或包装破损，严禁使用。

（3）一次性使用，启封即用，用后销毁。

（4）20滴蒸馏水相当于1ml±0.1ml。

（5）适宜使用温度为：10~40℃。

（6）本产品的贮存及运输应注意防潮、防热、防晒、防压等。

2. 使用指南

（1）使用前，检查包装有无破损，护套是否脱落，否则不准使用。

（2）关闭流量调节器，取下穿刺器护套，将穿刺器刺入输液瓶中，打开进气盖（或插入进气针）。

（3）倒挂输液瓶，用手挤压滴斗，使药液进入约滴斗1/2处为止。

（4）松开流量调节器，水平放置药液过滤器，排尽空气，即可输液。

（5）使用前，将输液针接头插紧，防止漏液。

（6）输液操作应由专业护理人员实施和监护。

 静脉留置针的功能和注意事项是什么?

静脉留置针的应用是临床输液较好的方法，静脉留置针操作简便，适用于任何部位的穿刺，同时减轻了患者反复穿刺的痛苦，减轻了护理人员的工作量。

1. 使用注意事项

（1）使用静脉留置针时，必须严格执行无菌技术操作规程。

（2）密切观察患者生命体征的变化及局部情况。每次输液前后，均应检查穿刺部位及静脉走行方向有无红肿，并询问患者有无疼痛与不适。如有异常情况，应及时拔除导管并做相应处理。对仍需输液者应更换肢体另行穿刺。

（3）对使用静脉留置针的肢体应妥善固定，尽量减少肢体的活动，避免被水沾湿。如需要洗脸或洗澡时应用塑料纸将局部包裹好。能下地活动的患者，静脉留置针避免保留于下肢，以免由于重力作用造成回血，堵塞导管。

（4）每次输液前先抽回血，再用无菌的0.9%氯化钠注射液冲洗导管。如无回血，冲洗有阻力时，应考虑留置针导管堵管，此时应拔出静脉留置针，切记不能用注射器使劲推注，以免将凝固的血栓推进血管，造成栓塞。

2. 使用指南

（1）用物带至患者床旁，对床号、姓名，向患者解释。

（2）将输液瓶挂于输液架上，打开导管针外包装，戴手套。

（3）选择血管。在穿刺点上方10cm处扎压脉带，按常规进行局部皮肤消毒，待干。

（4）取出导管针，去除针套，转动针心使针头斜面向上。将已备好的静脉输液器的头皮针刺入肝素帽内，注意排尽空气，关闭输液器开关。

（5）针头与皮肤呈150°～300°角穿刺，见回血后，降低角度再将穿刺针推进0.2～0.5cm，穿刺。嘱患者握拳，左手绷紧皮肤，右手以拇指和示指夹紧导管针的护翼。右手固定导管针，左手拔出针心0.5～1cm，左手将外套管全部送入静脉，松压脉带，嘱患者松拳。

（6）抽出针心，用专用敷贴固定导管针，在敷贴上写上患者姓名、留置日期和时间，然后固定肝素帽，取出压脉带。

（7）脱手套，再次查对无误后，在输液卡上记录时间、滴速并签名。根据医嘱和病情调节输液速度（参考静脉输液法）。

（8）助患者卧于舒适位置，整理床单位，按皮内注射法处理用物，洗手。

（9）向患者交代注意事项，根据情况进行健康教育。

（10）封管：当液体输完后进行封管。

①常规消毒肝素帽。

②将抽有封管液（0.9%氯化钠注射液和肝素液0.9%氯化钠注射液）的注射器针头刺入肝素帽内。（肝素液的配制浓度：1支肝素1.25万U稀释于125～1250ml 0.9%氯化钠注射液中，即每毫升含10～100U肝素，用量5ml，严格掌握封管液的维持时间，一般0.9%氯化钠注射液维持6～8小时，稀释的肝素溶液维持12小时）。

③边推注封管液边退针。

④用夹子将留置针硅胶管夹好。

（11）再次输液

①常规消毒肝素帽：松开夹子，将抽有0.9%氯化钠注射液的注射器针头刺入肝素帽内，先抽回血，再推注5～10ml 0.9%氯化钠注射液。

②然后将输液器头皮针刺入肝素帽内，打开调节器调节滴速进行再次输液。

③观察穿刺部位有无红肿，在完整敷料表面沿导管走向触摸有无触痛。

 输血器功能和注意事项是什么?

一种建立血液与静脉之间通路的输液器械，由插瓶针、进气针或进气孔（可不带，含空气过滤装置）、针头护帽、Y型三通管路（可不带，管路上的软管还有止流夹）、滴管（滴管内含血滤网）、管路、加药口（可不带）、流量调节器、注射件（可不带）、7号（23G）以上的静脉针或注射针（可不带）组成。

1. 使用注意事项

（1）输血前应严格查对制度：两人或两人以上核对，包括床号、献血者和受血者的姓名、血型、血量、血号、交叉配血的试验结果、血液的种类，核对采血的日期、有效期、血液的质量。操作前、操作中、操作后都要核对，操作完之后要签核对者的名字。取回的血液在常温下需放置半小时，防止血液过凉引起不良反应。

（2）输血过程中要输血前要将输血原因、输血风险、输血后可能出现的不良反应告知患者及家属，使患者积极配合治疗。输血进程中及输血后要密切观察患者的全身情况。

（3）输血中严格无菌操作，确保用合适的输血器输血，不要剧烈震

33

荡血袋，输血前后用0.9%氯化钠注射液冲管。遵循先慢后快的原则，控制输血速度，输血开始15分钟要慢，密切观察患者的病情变化，若无不良反应，可根据病情需要、年龄及血液成分调节滴速。血小板功能随保存时间的延长而降低，所以，从血库取来的血小板应尽早以患者可以耐受的最快速度输入，以达到止血效果。输血应在5小时内结束，并确保连续滴注，如果输注超过5小时，血液废弃不用。

（4）输血后不久，就会出现输血速度变慢或停止。其原因为：

①静脉痉挛：局部静脉痉挛是身体对冷的液体和间断流注的反应，热敷能扩张静脉和提高输血速度。

②输血器管道折叠：由于外因引起管道折叠，将折叠处打开固定即可。

③输血器材更换不及时：标准输血器过滤网可滤除血液中凝块及储存过程中蓄积退变的血小板和白细胞，但同一输血器连续使用5小时以上，部分血液成分在过滤网中黏着、沉淀，影响滴速，需更换输血器。

④堵塞套管：如果套管被堵塞，需重新置管。

（5）输血过程中密切观察患者有无输血反应，一旦出现寒战、高热、呼吸困难、腰背部剧烈疼痛等异常症状时，应立即停止输血，同时报告医生进行救治。

（6）需要强调的：输血前用药10分钟后方可输血，尤其是葡萄糖酸钙容易和血浆中的物质反应形成胶状体，堵塞针头。患者从血站拿回的血液必须经过本院血库合血后方可给患者使用。

2. 使用指南

（1）使用符合国家标准的一次性输血器，做到"三证"齐全。

（2）检查产品包装密封性是否完好，应注意检查质量和有效期，核对产品型号，注意静脉针规格是否符合要求。

（3）严格遵行无菌操作原则，执行输血查对制度（即三查八对）。

（4）在输血过程中排气时，应尽量避免挤压莫菲滴管，以免由于液体快速冲向输血器的莫菲滴管，而产生大量的混入液体内的气泡。应排尽输血器内的空气，莫菲滴管内的液面高度应以2/3为宜，最低不可低于1/2高度。

（5）输血前后用0.9%氯化钠注射液冲洗输血器，连续输用不同供血者的血液时，中间应用0.9%氯化钠注射液冲洗输血管道后再继续输注。

（6）输血过程中应先慢后快，再根据病情和年龄调整输血速度，并严密观察患者有无输血不良反应（包括溶血反应、发热反应、避免引发各种传染病等），如出现异常情况应及时处理，并报告医生。

（7）输血过程中加强巡视，观察病情变化，询问患者的感受，注意观察输血过程中常见问题（如溶液不滴、莫菲滴管液面自行下降、血液滴漏现象等），如出现异常情况及时处理。

（8）一次输血器使用后严格规范化操作及时毁形、消毒、进行无害化处理。

 穿刺针的功能和注意事项是什么？

穿刺是将穿刺针刺入体腔抽取分泌物做化验，向体腔注入气体或造影剂做造影检查或向体腔内注入药物的一种诊疗技术。目的是抽血化验、输血、输液及置入导管做血管造影。穿刺针主要用于硬脑膜下腔穿刺、脑室穿刺、脑血管穿刺、腰椎穿刺、胸膜腔穿刺、肾脏穿刺等。

使用注意事项：

（1）选择粗直、血流量丰富、无静脉瓣的血管进行穿刺。

（2）选用最小型号、最短的套管针进行穿刺。

（3）选用最安全的穿刺工具进行穿刺。

真空采血器的功能和注意事项是什么?

　　静脉采血是护士的一项基本操作技能，常用于患者入院常规检查及抢救时为医生提供治疗依据，近一年来采用一次性真空采血器取代一次性注射器进行采血，一次性真空采血针组件简称采血器，其顶端的采血针用于穿刺血管，尾端透明软管与尾针相连，尾针外由橡胶软管包裹，外套针帽，用于刺入真空采血试管，利用试管内的负压将血液吸入管内。

　　使用指南：

（1）使用真空采血器前仔细阅读厂家说明书，严格按说明书要求操作。

（2）尽量选粗大的静脉进行穿刺。

（3）刺塞针端的乳胶套能防止拔除采血试管后继续流血污染周围，达到封闭采血防止污染环境的作用，因此不可取下乳胶套。

（4）带乳胶套的刺塞端须从真空采血试管的胶塞中心垂直穿刺。

（5）采血完毕后，先拔下刺塞端的采血试管后拔下穿刺针。

（6）使用前勿松动一次性真空采血试管盖塞，以防采血量不准。

（7）如果一次采血要求采取几个标本时，应按以下顺序采血：血培养管、无抗凝剂及添加剂管、血凝管、有抗凝剂管。

输液辅助装置

什么是输液泵?

　　静脉输液是临床治疗中常用的一种给药方式。根据药物性质、患者体质的不同，静脉输液速度也不同。输液过快、过慢均难以达到预期的治疗效果，甚至影响护理安全。输液泵输液泵是一种能够准确控制输液滴数或输液流速，保证药物能够速度均匀、药量准确并且安全地进入患者体内发挥作用的一种仪器，同时是一种智能化的输液装置，输液速度不受人体血压和操作者影响，输注准确可靠，有助于降低临床护理工作强度，提高输注的准确性、安全性以及护理质量。输液泵的产品型号多样，性能各异。按其工作特点可分为蠕动控制式输液泵、定容控制式输液泵及针筒微量注射式输液泵三类。

 输液泵使用时应注意什么？

1. 必须通过培训的专业维修人员，才能进行产品的维修。

2. 泵长期使用后，操作面贴按键处如出现凹陷或破裂，应及时通知厂家更换，不然可能会影响泵的正常使用。

3. 应准确选用本说明书中指定厂家生产的一次性使用输液器，若选用品质不适合的输液器可能会速率不准、压力误报警等现象。对于指定的输液器，其外形、结构、尺寸、生化、物理、计量等指标必须得到有关监督部门的检测认可。

4. 当输液泵连续使用超过8小时，如要保证高的输液精度需向上游方向移动输液管路以保证置于动力盒和压板之间的是没有挤压过的输液管路。

5. 重新安装输液管路时不能将挤压过的输液管路安装在两个超声传感器之间，否则会发生管路气泡误报警。

6. 流量调节器必须处于泵与患者之间的管路，启动泵前应处于开启状态。

7. 泵与患者之间的管路气泡不能被检测必须人工排除。

8. 室温低于20℃±2℃时或速率大于30ml/h时，一般不建议将输液泵阻塞压力设置"低"（温度较低时，输液管壁发硬容易产生阻塞误报警）。

9. 不可用力压按测力触头，否则会损坏测力传感器。

10. 输液器的材质和管径误差会影响泵输出精度，在检测泵精度时应选用弹性较好管径误差小的输液泵专用输液器。

11. 当有其他输液系统或附件连接到泵上的输液器时，请确保无气泡输入同时泵上的输液器必须配有单向阀。

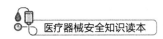

12. 阻塞报警阈值受环境温度、输液管材质的影响很大，在检测时必须按照GB9706.27中的要求测试：尤其选用品质较差的输液器时阻塞报警阈值可能会不准确。

13. 输液量设置必须尽量接近容器内的实际容量，一般可比实际液体量小15ml，否则有可能将管内液体全部泵完直至管路气泡报警停机。

14. 泵内充电电池应每月进行一次充放电的时间检查，以免在使用电池工作时因电池电量用尽而无法使用。

15. 虽然电池的额定电时长5.5小时，但是电池受损或充电不完全，电池可供泵工作的时间将不能保证。

16. 电池电量耗尽连续声、光报警时，应及时将泵接通交流电源进行充电或关机，不然电池中电量耗尽，可能会损坏电池。

17. 首次使用前应在关机状态下连续充电16小时。充电方法：在关机状态下将输液泵接通交流电源，交流电指示灯亮，泵即处于充电状态。

18. 交直流同时断电后系统时间需重新设置：速率、KVO速率、系统压力和输液器品牌，最后一次设置将永久保存。

19. 该产品严禁用于输血场合。

什么是注射泵?

注射泵由步进电机及其驱动器、丝杆和支架等构成，具有往复移动的丝杆、螺母，因此也称为丝杆泵。螺母与注射器的活塞相连，注射器里盛放药液，实现高精度、平稳、无脉动的液体传输。

注射泵使用时应注意什么?

1. 该设备不适合在存在易燃麻醉气体与空气、氧气或一氧化二氮混合的情况下使用。在存在这类混合物的情况下使用可能会导致爆炸或火灾。

2. 为避免注射泵可能发生故障，请不要将泵暴露在X射线、γ射线或电离辐射下，或使其遭受射频干扰或由透热器或移动电话所产生的强电场（磁场）干扰。如果要在存在磁共振成像（MRI）设备的情况下使用或与其配合使用该泵，必须避免泵受到这种设备产生的磁场干扰。注射泵故障会导致错误注射或注入物不足，造成患者伤亡。

3. 为确保达到预期注射目的，必须正确输入数据。用户确认所显示的数据之前应确保数据正确，如果数据不正确会导致泵功能下降，造成患者伤亡。

4. 临床医务人员必须确保自己在注射泵可视和可听范围内。以便能够快速对重要报警作出反应。如果不能快速对报警作出反应，则会导致患者伤亡。

5. 用户应确认泵所提供的性能符合预期用途，并且不以任何方式或任何目的用于非预期用途。如果不这样做会导致泵功能下降，造成患者或用户伤亡。

6. 禁止使用有问题的泵。如果注射泵检测出故障，泵会发出报警并且指示灯显示"Err"。如果发生这种情况，请关闭泵，断开电源，并将其交给有资质的工程师。注射泵性能错误会导致并发症，造成患者伤亡。

7. 正确处理电池充电，对于确保泵在指定时间内依靠内部电池供电运行是很有必要的。如果不能正确地给电池充电，会导致泵功能受损，造成患者伤亡。

8. 注射前必须先检查阻塞报警级别，确保其符合注射要求。否则，可能会导致阻塞报警时间延后，造成患者伤亡。

9. 如果发生管路阻塞报警，立刻关紧流速调节器，短暂按注射器活塞释放手柄减少管压，来消除药剂被注入患者体内的可能性，然后检查输液管路是否发生弯折、阻塞或输液器护帽未摘除等等，在重新注射之前消除阻塞。意外的药物注射会造成患者伤亡。

10. 连接管路中的容量为残留量，不会被注射。首次充满注射器和排空系统时，必须补足这部分额外的液体。

11. 为了避免栓塞，请务必保证配送任何药物之前输液管中的所有气泡都已排空。注射泵有排空功能，辅助完成此过程。药物中存在空气会导致并发症，造成患者伤亡。

12. 为了安全操作注射泵，注射器和输液管必须根据注射器安装说明正确安装。确保注射器圈边（凸缘）恰当置于槽内，并且输液管正确放置在支架上，否则，可能会导致输注错误，造成患者伤亡。

13. 为避免注射器液体出现虹吸（自由流动），请确保您在安装或取下注射器前夹紧了输液管；确保注射器是正确安装到泵上的；确保注射器的活塞正确安装在泵的活塞夹中。

14. 为防止泵从输液支架或床栏杆上脱落，请务必确保泵安全安装，务必检查所安装的泵的安全性和稳定性。如果不遵守该警告，会对泵造成损坏，并伤及用户或患者。

15. 如果有大量液体溅到泵上后，请将其擦干，并在恢复使用前让维修人员进行检测。如果不这样做会导致泵功能下降，造成患者伤亡。

 ## 什么是胰岛素泵？

胰岛素泵由泵、小注射器和与之相连的输液管组成。小注射器最多可以容纳3ml的胰岛素，注射器装入泵中后，将相连的输液管前端的引导针用注针器扎入患者的皮下（常规为腹壁），再由电池驱动胰岛素泵的螺旋马达推动小注射器的活塞，将胰岛素输注到体内胰岛素泵的基本用途是模拟胰腺的分泌功能，按照人体需要的剂量将胰岛素持续地推注到使用者的皮下，保持全天血糖稳定，以达到控制糖尿病的目的。

人体胰岛素生理功能的特点：微量、持续的胰岛素分泌。胰岛素泵最大的特点：维持基础率（微量、持续），使给入的胰岛素更生理化、合理化。人体生理状态下胰岛素基础分泌，它不仅每3～5分钟分泌微量胰岛素，而且全天有波峰波谷——两个波峰两个波谷。即：早晨5～6点达高峰，下午4～5点达高峰；上午10点至下午2点和晚上10点至凌晨2点是胰岛素生理需要量最少、自身基础胰岛素分泌最低的时间。

 ## 胰岛素泵使用时应注意什么?

1. 泵应夹在腰带上或放在口袋里，防止管道过度扭曲、折叠，避免受潮、摔坏，日常生活、活动不受影响。

2. 三餐前、三餐后2小时、睡前、凌晨3点需监测指血糖，测餐后2小血糖从吃第一口饭计时。

3. 三餐前注射胰岛素，注射后立即进餐，不能超过10分钟，避免低血糖发生。

4. 按糖尿病饮食原则进餐，饮食应规律，尽量避免摄入零食、饮料及含糖高的水果，禁止饮酒。

5. 带泵期间避免剧烈运动，饮食规律，如出现饥饿感、心慌、出冷汗等低血糖症状时立即进食糖果、饼干，并告知医务人员。

6. 洗澡、游泳前应取下泵，以免损坏。照射X片、CT、MRI、空腹B超、OGTT检查前应取下快速分离器，结束后连接上。

 ## 什么是镇痛泵?

镇痛泵一种液体输注装置，能使药物在血液中保持一个稳定的浓度，可以帮助用更少的药物达到更好的镇痛治疗。通常允许患者自行按压以在持续输注量的基础上增加一个额外输注剂量，因此治疗更加个体化，符合疼痛感觉个体化差异大的特征，可以用于术后镇痛、癌痛、分娩镇痛等。

 ## 镇痛泵使用时应注意什么?

1. 本产品经环氧乙烷灭菌，有效期两年，生产批号见封口处。

2．本产品限一次性使用，用后销毁，内包装破损禁止使用。

3．切勿用于动脉及肌内注射。

4．本产品在温度23℃±2℃，大气压86kPa的环境下使用，如使用在高于此温度，低于此大气压的条件下，将会导致产品标称流量偏快，反之则偏慢，这是产品的物理性质引起的。

5．使用本产品请按规定的充装容量注入药液，否则会导致产品输注的时间不准确，从而影响使用效果。

6．使用时请注意泵体的高度应高于出药口。

7．产品使用必须符合医疗部门相关操作规范及相关法规的要求。

8．本产品输注管路的加工材料是以DEHP增塑的聚氧乙烯塑料，据有关文献报道，长期使用可能导致生殖系统发育不良及降低药物的疗效。

9．提醒临床医护人员对高风险人群（青春期前的男性、怀孕期和哺乳期的妇女）尽量使用替代品。

10．不宜使用本产品输注脂肪乳等脂溶性液体和药物。

11．本产品与输注药物相互作用的警示，禁止用于输注与PVC不相容的药物。

12．根据国内外临床资料表明，临床医务人员应注意聚氧乙烯管路会与所输注的药物发生相容作用导致药效改变。

什么是化疗泵?

化疗泵就是使用一种微型的泵在程序控制下定时定量排出化疗的药物，这种治疗方法疗效比较好，不良反应作用比较少，不影响患者的正常生活，减轻患者化疗较长时间卧床的痛苦，提高化疗效果，使其接受轻松治疗无须住院就可在家接受持续化疗。该泵能匀速、定时、定量将药注入患者体内，消化道反应明显减轻，无静脉炎的发生。

化疗泵使用时应注意什么?

1．不要在低于+2℃或高于40℃的温度下操作该输液泵。

2．不要在低于-20℃或高于60℃的温度下贮存该输液泵。不要将输液泵与输液泵用储液盒或CADD点滴注射器连接在一起贮存。使用提供的保护盒来贮存输液泵。

3．不要将该输液泵暴露在相对湿度低于20%或高于90%的环境下。

4．不要在安装了电池的情况下长时间贮存该输液泵。

5．冷冻的药物必须在室温下解冻。不要用微波炉加热输液泵用储液盒，这样会破坏药物、储液盒，或造成泄漏。

6．不要将输液泵浸入清洗液或水中，也不要让溶液渗入输液泵，滴落在键盘上或进入电池盒。

7．不要用丙酮、其他塑料溶剂或擦洗剂来清洁输液泵，以免造成输液泵损坏。

8．不要将输液泵暴露在电离辐射的治疗水平下，因为可能会造成输液泵电子电路的永久损坏。最好的方法是在电离辐射治疗期间，将输液泵从患者身上移走。如果在治疗期间，输液泵必须放在患者附近，那么应该对其进行屏蔽，且在后续治疗前应该确保其能够正常运行。

9．不要将输液直接暴露于超声波下，因为可能会造成输液泵电子电路的永久损坏。

10．不要在磁共振成像（MRI）设备的附近使用该输液泵，因为磁场可能会对输液泵的运行产生不良影响。在使用MRI进行检查时，请将输液泵从患者身上移走，并与磁场能量保持安全距离。

11．不要在ECG（心电图）设备的附近使用该输液泵，因为输液泵可能会干扰ECG的运行。使用输液泵时应密切监视ECG设备。

12．不要给输液泵消毒。

医用电子仪器设备

 ## 什么是心电图机?

心电图功能将心脏活动时心肌激动产生的生物电信号（心电信号）自动记录下来，为临床诊断和科研常用的医疗电子仪器。一般按照记录器同步输出道数分为：单道、三道、六道和十二道心电图机等。

心电图检查是心血管科临床常用的检查项目，用以对各种心律失常作出判断和明确显示心肌受损、供血情况，可协助临床诊断，是重要的治疗、抢救依据。

 ## 做心电图机检查时需要注意什么?

1. 检查前不能饱食、吃冷饮和抽烟，需要平静休息20分钟，这些因素都可以导致心电图异常，从而影响对疾病的判断。

2. 检查时要平卧，全身肌肉放松，呼吸要平静，保持安静，切勿讲话或移动体位。

3. 被检查者应关闭随身携带的手机，以避免干扰，影响检查的准确性。

4. 过去做过心电图的，应把以往报告或记录交给医生。有些药物可直接或间接地影响心电图的结果，如正在服用洋地黄、钾盐、钙剂及抗心律失常药，应告诉医生。

5. 根据病情若需要做心电图运动试验，还应该注意：进餐前、后1小时不宜做运动试验；进行性或新近发作心绞痛、急性心肌梗死后1年内、充血性心力衰竭、严重高血压、左心室肥大、左束支传导阻滞、预激综合征、休息时也有明显心肌缺血、年老体弱、行动不便等患者均禁忌做运动试验。

 24小时动态心电图机的功能是什么？

　　24小时动态心电图（Holter）是一种可以长时间连续记录并编集分析人体心脏在活动和安静状态下心电图变化的方法。

　　动态心电图能长时间连续记录并收集分析人体心脏在活动和安静状态下心电图变化状况。对心律失常及心肌缺血的定性、定量诊断，对阵发性晕厥、眩晕和心悸原因及性质的确定，对药物疗效的评定及起搏器的功能评定有重要作用。在临床应用中，尤其对早期冠心病有较高的检出率。

　　动态心电图检查时应注意什么？

　　（1）忌皮肤过敏：有些皮肤敏感的人群可能会因为对电极片过敏，而出现局部发红、瘙痒甚至过敏性皮炎等现象，如果出现严重过敏、皮肤破损的现象需要就诊皮肤科。

　　（2）忌带手机：在佩戴期间要远离手机、电脑、电视等强电场、强磁场的物品，同样不能睡电热毯，更不可以将手机带在身上，但是如果遇到急事，接听一两个电话是不受影响的。

　　（3）忌受潮：患者必须保持皮肤干燥，如果发现电极片因受潮脱落的话，请及时用胶带将其固定。

　　（4）忌刻意增加运动量：动态心电图记录的是正常生活状态下的心电改变，佩戴Holter期间的人群可正常活动，但是要尽量避免剧烈活动，如需要扩胸、提举重物、洗衣服等上肢活动。

 24小时动态血压系统功能是什么？

　　24小时动态血压监测就是用动态血压记录仪测定一个人昼夜24小时内每间隔一定时间内的血压值，其分析内容包括全天、白昼、夜晚的收缩压、舒张压、平均动脉压、心率以及它们的最高值和最低值、血压负荷值、血压变异度及昼夜血压节律等项目。最常用的动态血压记录仪为袖带式，由换能器、微型记录盒、回收系统组成。可定时给袖带充气，测量肱动脉血压，并自动存储数据，然后经计算机分析打印出血压值。

 ## 24小时动态血压监测的临床意义是什么?

1. 有助于发现"白大衣"高血压："白大衣"高血压是指患者到医院就诊，在医生诊室测量血压时，血压升高，而在家中自己测量时，血压正常。通过24小时动态血压监测，患者自身携带测血压装置，而无医务人员在场，因此可以鉴别"白大衣"高血压和真性高血压。

2. 有助于了解血压的波动特点：偶然测一次血压，提供的仅是瞬间血压，难以反映患者在休息时或日常生活中的血压水平，更难以观察患者在各种生理或病理状态下血压波动情况。24小时动态血压能测量人体昼夜不同时间内的瞬间血压，所得数据远较偶测血压值多得多，亦远远避免了偶测血压的缺点。

3. 有助于判断高血压程度：评估血压升高的程度要比单纯诊断高血压更为重要，动态血压水平较高者，病情更重。此外，还可以通过昼夜血压节律评估高血压的严重程度，还有一部分患者，甚至表现为白昼血压低下或直立位低血压，夜间血压持续升高，多见于严重自主神经功能障碍和一部分有明显动脉粥样硬化的高龄老年人。

4. 有助于判断预后：一般认为血压升高造成的心血管损害，是循环系统长期承受压力过高的结果，而偶测的血压并不能反映个体的平均血压水平。24小时动态血压测量的血压值与心血管事件的相关性明显优于偶测血压，可用于预测心血管病发作。

5. 有助于指导药物治疗：理想的血压控制应该包括整个24小时内的血压，动态血压监测无"白大衣高血压"和安慰剂反应，可正确地评价治疗过程中休息与活动状态下及昼夜节律以及药物作用的持续时间，可以根据血压高峰与低谷时间，选择作用长短不一的降压药物，调整剂量和服药时间，调整给药次数和间隔时间，以更有效地控制血压，减少药物的不良反应。

为获得准确的检查结果，使用时需要注意嘱患者。

（1）检查前一日洗澡并着全棉内衣；遵医嘱决定用药与否。

（2）检查期间可正常日常活动，但避免剧烈活动；保持身体不做大幅度活动；避免接近有磁场或高电压场所，不使用电热毯；动态血压记录时（绑带处出现充气时）立即停止所有活动，手臂放松垂直；随时注意绑带的位置，压力管任何时候不要处于弯曲状态。

（3）检查期间请做好记录盒的保护，不得自行打开记录盒，不得同时洗澡、游泳等活动。

（4）监测过程需要患者记录日记，一份完整详细的生活日志对于正确分析血压具有重要的参考价值。

脑电图机功能是什么?

脑电图检查是通过脑电图机将微小的脑生物电讯号进行多级放大并记录下来的一种脑功能检查方法，是一项无痛、无创伤性的检查技术。

由于生物电信号幅值较低，极易受到周围的环境电磁波的影响，检查当中要注意以下事项：

1. 使用设备时一定要做好设备接地，良好的接地才是检查成功的基础。

2. 检查前嘱患者停用各种神经兴奋剂和镇静剂，以避免检查时形成假象，影响检查结果的判断；如癫痫患者停药有困难时，要向检查人员说明服用的药名、剂量，以便检查人员参考。

3. 检查前一天晚上请将头洗干净，不要使用任何护发美发用品，如护发素、啫喱水等。

4. 检查前避免过饥，以免低血糖影响检查结果。

5. 对精神异常或不能合作者，应做睡眠脑电图，建议自然睡眠，尽量不用镇静剂，须晚睡早起，以备检查时入睡。

6. 检查时告知患者头皮上要安放接收电极，请不要紧张，以免脑电波受到干扰，且检查过程中时勿接触仪器设备及拉扯导联线。

7. 另外检查当天如有发热，不宜进行检查。

脑地形图仪功能是什么？

脑电地形图（BEAM）是集脑电图、脑地形图、脑电监护于一体的多功能仪器，具有16导联无笔描记脑电图、动态三维脑电地形图和完备的病案管理系统等功能。是一种集中表达大脑电生理信息的图形技术，能比较直观地反映大脑神经活动的图形系统，主要应用于缺血性脑血管病的早期诊断及疗效预后的评价、小儿脑发育与脑波变化的研究、视觉功能的研究、大脑肿瘤的定位以及精神药物的研究等。

肌电图机的功能是什么？

肌电图是应用电子学仪器记录肌肉静止或收缩时的电活动及应用电刺激检查神经、肌肉兴奋及传导功能的方法。肌电图仪通常由放大器、示波器、记录仪、监听器、刺激器和平均器等组成。

临床上利用肌电图机对神经和肌肉的生物电活动进行记录，对其波形进行测量分析，从而了解神经、肌肉功能状态，协助对运动神经元或肌肉疾病进行诊断。由于生物电信号的特性，临床检查过程中，医生需要注重以下内容：

1. 严格掌握禁忌证，如心脏装有起搏器者、有出血倾向者。

2. 保持室温在24℃左右，以保持结果的可靠。四肢皮温低者，一定要进行适当加温，方能检测。

3. 检测前仔细询问病史、体检，以确定检测方案，并做好解释工作。

4．严格遵循操作步骤及要求，耐心、仔细。

5．用后消毒：用过的针先用0.5%戊二醛浸泡，然后进行高压消毒。现在国际上采用一次性针头，对乙肝、艾滋病等传染病者使用很安全。

多参数监护仪的功能？

多参数监护仪能为医学临床诊断提供重要的患者信息，通过各种功能模块，可实时检测人体的心电信号、心率、血氧饱和度、血压、呼吸频率和体温等重要参数，实现对各参数的监督报警、信息存储和传输，是一种监护患者的重要设备。

医院使用中多为护理人员操作，使用中需要注意：

1．注意用电安全。

2．正确安放电极位置。

3．安放电极时要使皮肤脱脂，减低皮肤电阻。

4．电极应与皮肤密切接触，出汗时随时更换，定期更换电极片的位置，防止皮肤过敏或破溃。

5．报警系统始终打开，出现报警及时处理。

6．对频繁测血压患者，定时松开袖带片刻，以减少频繁充气对血液循环造成的不适感。必要时更换测量部位，血氧饱和度传感器定时更换手指。

7．操作中如发现心电干扰，可从以下几个方面查找原因：

（1）交流电干扰。

（2）皮肤清洁脱脂不彻底。

（3）电极固定不良或脱落。

（4）导线断裂。

（5）导电糊干涸。

（6）严重的电磁干扰。

什么是眼震电图仪?

当眼球在正视位时,在眼球周围形成一个微弱的电场,当眼球运动时,该电场发生规律性变化,这种电场的变化就是眼球周围的生物电信号,这种生物电信号被采集下来大约放大几万倍,再以图形的方式表示出来,这就是眼震电图。检测该过程的机器就是眼震电图仪。

眼震电图仪是前庭功能检查中用于判定前庭系统,中枢神经系统和视觉系统的功能,在临床体检、特种人员的选拔和健康鉴定方面应用,并进行定位、定性、量化分析,帮助医生进行下一步的诊断和治疗。

 ## 眼震电图仪使用时需注意什么?

1. 执行该项检查的医生需熟悉设备的测量原理,详细了解设备的使用说明,设备满足合理的检查环境及条件。

2. 嘱患者避免精神过度紧张、过度疲劳。

3. 眩晕急性发作期不宜做检查,急性眩晕的患者本来因剧烈的眩晕、恶心呕吐而痛苦不堪,如再另外加以刺激后会进一步加重症状。

4. 检查前48小时开始禁用任何中枢兴奋或制性药物,其中包括中草药,对视网膜色素有作用的药物也要禁用。

5. 外耳道炎或鼓膜穿孔患者,禁做冷热水温度试验,以免引起感染。

6. 禁忌证:有严重心、脑疾病患者,如冠心病、心肌梗死、脑梗死、脑肿瘤并颅内压增高、精神病或精神障碍者等患者禁做检查。

 ## 听力计的功能是什么?

心理学上的听力计通常都是指纯音听力计。它是测定个体对各种频率感受性大小的仪器,通过与正常听觉相比,就可确定被试的听力损失情况,该设备通过音频振荡发生不同频率的纯音,用于测试听觉范围内不同频率的听敏度，判断有无听觉障碍，估计听觉损失的程度，对耳聋的类型和病变部位做出初步判断。

由于该检查的结果受到患者自身判断的影响，故使用中应注意以下事项：

1. 保证该设备用于良好的声屏蔽环境之内。

2. 检查前向患者解释清楚该设备的原理，使患者正确响应自身听到大各种频率及声强的音频，以提高检查结果的准确性。

3. 由于儿童的好胜心较强的原因，容易引起误导，耐心的心理疏导及鼓励相当必要。

睡眠监测系统的功能是什么？

睡眠监测系统该设备通过监测一整夜睡眠脑电、眼电、肌电，可以客观评价患者。

睡眠质量、进行睡眠时间、睡眠效率及分期的监测，同时，可以监测口鼻气流、血氧饱和度及鼾声，对睡眠呼吸紊乱患者进行分期、分级的检查。临床上用于对睡眠障碍、睡眠呼吸紊乱和睡眠呼吸暂停、低通气综合征疾病进行分析、诊断。

睡眠监测是当今睡眠医学中的一项重要新技术，在世界睡眠研究界又被称为诊断睡眠障碍疾病的"金标准"，对于诊治各种睡眠障碍相关疾病、保障人们健康正发挥越来越重要的作用。

使用时注意事项如下：

1. 操作者需通过正规的临床应用培训，熟悉设备的操作。

2. 对因行该检查难以入睡患者，需检查前提前做好告知事项，消除患者紧张恐惧心理。

3. 有些患者怕身上的电极导线脱落而影响入睡，因此各导联配戴完毕后，告知患者导联粘贴的牢固度与导联长度足以满足翻身。

4. 对耐受力较差者按依从性酌情减少头部和小腿导联。

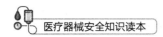

5. 原则上不服辅助睡眠药物，必要时可给予唑吡坦片5mg口服。

6. 保证传感器电极的牢固，除儿童外均应在安放电极前对放置电极的皮肤进行磨砂膏去皮屑及乙醇清洁脱脂处理，至皮肤微红，对乙醇过敏者，使用0.9%氯化钠注射液清洁。

7. 正确放置各电极和传感器。

8. 导电膏装填约2/3，不可溢出。

9. 电极盘固定可用涂有少许导电膏的小块菱形纱布覆盖固定，必要时电极外贴2.5cm宽型胶布。

10. 左右眼动图导联一高一低，高低错落1cm。

11. 接口鼻气流传感器时加强固定，避免探头与皮肤接触，以免因流速过低检测误差。

12. 为避免电极粘贴不良或脱落，用医用胶布交叉固定。

13. 嘱患者关闭移动电话，既防止电波干扰，又避免接听电话影响睡眠和监测。

14. 护理人员应在监测开始30分钟后巡视患者一次，询问舒适度，随时通过显示屏查看各导联线有无异常，及时发现和处理。

15. 监测对象为老人、儿童、癫痫患者、重度睡眠呼吸暂停综合征患者时，建议家属陪护，既可消除患者紧张情绪，又可避免意外发生。

肺功能测定仪的功能是什么？

肺功能测定仪可以进行肺功能测试并追踪肺部健康情况，肺功能检查是呼吸系统疾病的必要检查之一，对于早期检出肺、气道病变，评估疾病的病情严重程度及预后，评定药物或其他治疗方法的疗效，鉴别呼吸困难的原因，诊断病变部位，评估肺功能对手术的耐受力或劳动强度耐受力及对危重患者的监护等方面有重要的指导意义。

使用时需要注意以下事项：

1. 操作人员使用仪器前必须详细阅读使用说明书，熟悉设备的操作规程。

2. 插入和拔出传感器之前一定要先把电源开关关掉。

3. 请务必使用内含清洁干燥滤网的滤室和传感器一起使用，以免烧毁传感器的热丝。

4. 分离传感器上的滤室，用清水清洗滤室盖和滤网以清洗消毒。

5. 肺功能检查时，因为主观因素影响较大，医师要耐心仔细指导患者配合检查。

6. 检测结果的解释一定要结合病史、体检、胸部X线、CT及其他实验室检查。

 ## 脑血流图仪的功能是什么？

脑血流图又叫脑电阻图，是利用电阻变化的原理，描记随心脏跳动而变化的脑血流波动图形。临床中主要用于检查脑血管的血流供应状况、弹性、紧张度、外周阻力及其调节功能等。用于血管神经性头痛、脑动脉硬化、高血压、颈椎病、偏头痛、自主神经功能紊乱、眩晕的鉴别诊断、血管扩张与痉挛的鉴别诊断、药物疗效观察、病情预后判断等。

操作者需注意以下事项：

1. 使用血管扩张剂者，应停药24小时再行检查。

2. 嘱患者检查前保持头部清洁，忌用头油。

3. 脑电图检查必须在饭后3小时内进行，如检查前不能进食者，则要听从医生的安排，口服50g糖粉液或静脉注射50%葡萄糖40ml，以防因低血糖而影响检查的结果。

 ## 体外冲击波碎石仪的功能是什么？

体外冲击波碎石术（ESWL），是通过体外碎石机产生冲击波，由机器聚焦后对准结石，经过多次释放能量而击碎体内的结石，使之随尿液排出体外，已成为治疗尿石症的常规首选方法。

临床上多用于尿路结石的治疗。操作人员需严格注意的有：

1. 全身情况

（1）妊娠一直是ESWL的绝对禁忌证，处于育龄期的女性输尿管下段结石患者也不宜使用ESWL。

（2）凝血机制异常是ESWL的另一绝对禁忌证。

（3）严重心血管疾患需待心肺功能不全、心律失常纠正后方可行ESWL。

（4）伴有泌尿系统活动性结核者不宜行ESWL治疗。

2. 泌尿系统情况

（1）结石远段尿路器质性梗阻患者暂不宜行ESWL，必须先解除梗阻才能行碎石治疗。

（2）若肾功能不全是由于结石梗阻所致，则要积极碎石，以解除梗阻；若非结石梗阻造成，则不能贸然碎石以免加重肾功能损害。

（3）急性尿路感染期禁行ESWL。慢性炎症一般短期内难以消除，选用有效抗生素治疗3~4天后即可碎石。碎石后加强观察，并继续使用抗生素一段时间。

3. 治疗后处理

（1）多饮水保证每日尿量在2000ml以上。若饮水存在困难，应给予静脉补液。

（2）适量运动适当增加体力活动可帮助排石，但巨大肾结石或孤立肾结石患者碎石后不宜立即剧烈活动。

（3）体位引流肾下盏结石可让患者采取头低脚高位，并叩击腰背部以利于结石碎片排出。

（4）ESWL后血尿，绝大多数1~2天内消失，少数症状较重或持续时间较长者可给予一定的止血剂，也可服用排石冲剂等中药进行辅助排石。

（5）结石碎片在下移过程中可能引发疼痛甚至绞痛，症状重者可肌内注射解痉剂。

（6）一般不提倡常规使用抗生素，但若碎石前有过尿路感染可适当使用。

（7）碎石后2周复查X线平片或B超，了解结石粉碎及排出的情况。

 运动踏车的功能和注意事项是什么？

运动踏车临床上用于进行心脏负荷试验，通过改变踏车的阻力，逐级增加运动负荷量及规定各种运动时间，并预先按心率或症状选择运动终点，诱发心肌缺血或潜在的心功能病变，通过描记该时段的心电图以记录这种缺血改变。

使用注意事项如下：

1. 医生首先要对患者进行前期筛选，对适宜做此项试验的患者，按需要预先选择试验方法：极量运动试验、次极量运动试验或症状限制性运动试验。

2. 绝对禁忌证

（1）急性心肌梗死（2天内）。

（2）高危的不稳定型心绞痛。

（3）未控制的伴有临床症状或血流动力学障碍的心律失常。

（4）有症状的严重主动脉狭窄。

（5）临床未控制的心力衰竭。

（6）急性心肌炎或心包炎。

（7）急性主动脉夹层分离。

（8）急性肺栓塞或肺梗死。

（9）急性非心脏性功能失调影响运动试验或被运动试验加剧。

（10）躯体障碍影响安全性或运动量。

3. 相对禁忌证

（1）冠状动脉左主干狭窄。

（2）中度狭窄的瓣膜性心脏病。

（3）血清电解质紊乱。

（4）严重高血压［收缩压＞200mmHg和（或）舒张压＞110mmHg］。

（5）快速型心律失常或缓慢型心律失常。

（6）肥厚型心肌病或其他流出道梗阻性心脏病。

（7）高度房室传导阻滞。

（8）精神或体力障碍而不能进行运动试验。

4. 检查前需签署知情同意，让患者了解设备的工作原理、特性。

5. 运动实验前需备好急救设备及药品，运动试验中需医生随时观察患者身体状况，出现异常症状立即终止试验，以确保患者安全。

6. 试验终止后嘱患者不要立即停止运动，应进行渐进性负荷减弱活动。

什么是胃肠电图仪？

胃肠电图仪是记录人体胃、肠部体表胃、肠电信号的专用仪器，是国内唯一符合中华消化学会胃肠电临床诊断标准的仪器，安全、无痛，特别是老年、体弱、小儿、胃出血、休克等情况下，可以为胃肠疾病检查提供便利条件，作为胃肠功能活动的客观生物电指标。

根据胃肠电波形及参数的改变，可对患者作出胃肠疾病的诊断参考，亦可对治疗和药物效果作出评估。

胃肠电图仪检查时注意什么？

1. 不能静坐或静卧的患者不宜做此检查。

2. 检查前向患者解释检查全过程，取得合作。

3. 禁食一夜后于清晨进行检查。

4. 术前48小时停用会影响胃肌电活动药物。

5. 注意电极及其他无线电波的干扰（如移动电话等）。

6. 检查中保持舒适体位，避免交谈或移动体位，减少运动所致误差。

7. 如检查时间过短，可能会漏诊短暂的胃电节律失常。

8. 皮肤准备不足可能会放大运动或其他电磁波（如蜂窝式电话）干扰所致的误差。

电子内镜

 ## 胃镜的功能和操作方法是什么？

胃镜是一种医学检查方法，胃镜检查能直接观察到被检查部位的真实情况，更可通过对可疑病变部位进行病理活检及细胞学检查，以进一步明确诊断，是上消化道病变的首选检查方法。它借助一条纤细、柔软的管子伸入胃中，医生可以直接观察食管、胃和十二指肠的病变，尤其对微小的病变，目前临床上最先进的胃镜是胶囊内镜。

胃镜是临床上用于观察食管、贲门、胃黏膜变化，获取组织以进行病理检查、上消化道止血、异物取出等。检查过程中需注意以下情况。

1. 检查前一天晚饭吃少渣易消化的食物，晚上8时以后，禁食水。如果已做钡餐检查，须在钡餐检查3天后再做胃镜检查。

2. 嘱患者取左侧卧姿，双腿微曲。口中含塑胶防咬器，内镜开始插入时，应全身放松，稍做吞咽动作，使胃镜顺利通过喉咙进入食管。

3. 当医师在做诊断时，嘱患者不要做吞咽动作，改由鼻子吸气，口中缓缓吐气，以便检查顺利完成。如果感觉疼痛不适，请向医护人员打手势适宜，避免抓住管子或发出声音。

4. 检查后嘱患者1～2小时内勿进食，若喉咙没有感觉不舒服，可先喝水；若无呛到，就可先进食软性食物，以免粗糙食物使食管或胃造成出血。

5. 有些人会有短暂的喉咙痛，异物感，通常1～2天就可恢复。若持

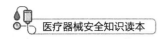

续疼痛，须尽快复诊，排除检查损伤。

 肠镜的功能和方法是什么？

结肠镜检查是通过结肠镜检查大肠及结肠内部病变的一种诊断方式。通常结肠镜通过肛门进入直肠，直到大肠，可让医生观察到结肠和大肠的内部情况。

1. 电子肠镜检查的禁忌证有：肛管直肠狭窄；有腹膜刺激症状的患者；肛管直肠急性期感染或有疼痛性病灶；年老体衰、严重高血压、贫血、冠心病、心肺功能不全；腹腔、盆腔手术后早期，怀疑有穿孔、肠瘘或广泛腹腔粘连者；妇女月经期不宜检查，妊娠期应慎做。

2. 检查前需嘱患者做肠道准备，准备方法类同胃镜。

3. 操作方法上有以下几种技巧

（1）直乙结肠、乙降结肠移行部：通过不断循腔旋镜及拉直镜身，使降乙以下肠管基本套在30cm的镜身上，再做上下钮调节（有时需调节左右钮）暴露肠腔进镜。

（2）旋转式进镜：当肠腔在视野内且无明显转向时，采用旋转式进镜。右手握住镜身，不断小幅度沿镜身纵轴左右旋转镜身同时进镜，此法特别适合在通过降结肠、乙状结肠时使用。

（3）结肠脾区：如脾区过度扭曲而使脾区呈锐角，可改右侧卧位循腔进镜或通过旋镜将皱襞转至视野的下方，将内镜前端送至皱襞处，器械入时，应全身放松，稍做吞咽动作，使胃镜顺利通过喉咙进入食管。手将大旋钮向下旋转，镜端压住皱襞，同时钩拉，稍许退镜，使脾区钝角化，暴露肠腔顺势进镜。肠镜过肝区困难时，亦可采用此法。

（4）升结肠：当内镜前端刚过肝区，常常是升结肠肠腔暴露充分，但进镜困难，此时应先行退镜拉直镜身，请助手按压患者脐部，并用力向剑突肋弓方向推顶，以抵御结肠的下垂，再行进镜可获成功。

3. 当医师在做诊断时，嘱患者不要做吞咽动作，改由鼻子吸气，口中缓缓吐气，以便检查顺利完成。如果感觉疼痛不适，请向医护人员打手势适宜，避免抓住管子或发出声音。

4. 检查后嘱患者1～2小时内勿进食，若喉咙没有感觉不舒服，可先喝水，若无呛到，就可先进食软性食物，以免粗糙食物使食管或胃造成出血。

5. 有些人会有短暂的喉咙痛、异物感，通常1～2天就可恢复。若持续疼痛，须尽快复诊，排除检查损伤。

什么是支气管镜?

支气管镜临床上用于做肺叶、段及亚段支气管病变的观察，活检采样，细菌学、细胞学检查。利用附有活检取样机构，能帮助发现早期病变，能开展息肉摘除等体内外科手术，有助于对于支气管、肺疾病研究以及术后检查等。

支气管镜检查需注意什么?

1. 绝对禁忌证：神志不清而无法控制的病患；有出血倾向者；低血氧患者；急性呼吸性酸中毒者；严重心律失常或高血压控制不佳者；未曾治疗之开放性肺结核患者。

2. 相对禁忌证：各种疾病之末期患者；心肺功能不良者；肺动脉高血压者；气喘发作或控制不良者；大量咯血者。

3. 检查前至少需禁食4小时以上，以避免操作时误呛导致肺炎。

4. 检查前需对喉咙喷洒局部麻醉剂。

5. 操作过程中需从鼻腔提供氧气，以确保氧气的充足。

6. 操作时患者不可说话，以免声带受伤，过程中如有不舒服或是胸痛可以举手表示。

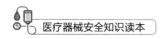

7. 检查后2个小时内，应避免进食（包括喝水）。

8. 如有接受切片检查者，术后可能会有咳短暂少量的血痰或咯血，属正常的现象。

9. 如有下列情形：①咯血量较大，持续不停；②有剧烈胸痛；③呼吸困难，请立即到联系医护人员并及时到医院就诊。

 ## 什么是喉镜?

由于喉部位置深在，生理结构复杂，不能直接窥及，喉部检查时需要借助一些特殊的检查方法，常用喉镜。

喉镜分间接喉镜、直接喉镜、纤维喉镜、电子喉镜、动态喉镜（频闪喉镜）。

 ## 喉镜检查时应注意什么?

1. 间接喉镜

（1）应根据受检者的咽腔情况选取合适大小的间接喉镜检查。

（2）检查时受检者正坐在椅子上，身体前倾，张口伸舌，用清洁纱布包住舌前三分之一，将舌拉向前下，将间接喉镜加热但不烫后置于口咽部，嘱受检者深呼吸，发"衣"音，使舌根前移，会厌上举，通过额镜对光或头灯照亮间接喉镜镜面，观察镜中的影像来检查喉部结构。

（3）放入间接喉镜时，需将镜面向下，迅速而稳妥地与水平面成45°贴放在软腭部而不接触舌、硬腭及扁桃体，以免引起恶心反射而妨碍检查。

（4）如果受检者咽反射较重而不能配合，可于咽部喷少许1%的地卡因再进行检查。

（5）因镜面向下倾斜45°，故镜内所见喉部影像与真实的喉部位置前后倒置而左右不变。

（6）因间接喉镜镜面大小的限制，不能同时看到喉的全部，故应将镜面缓缓转动，逐个区域检查喉部。

（7）注意咽反射敏感的患者不能耐受。

（8）舌根肥厚及会厌抬举欠佳的患者喉部检查不满意。

（9）儿童因喉部解剖发育的特点难以观察到喉部的病变。

2. 直接喉镜

（1）禁忌证：颈椎病变，如脱位、结核、外伤等，均不适宜施行此术；重病、重度衰弱和妊娠晚期应十分谨慎。

（2）术者在黏膜表面麻醉状态下进行直接喉镜检查法。

（3）若受检者颈短而粗，声带前连合不易暴露时，须将其头部抬高，左手用力向上提起喉镜，右手拇指从喉镜下方向上用力，右手其余各指扣住患者右侧上列牙齿，协同用力托举会厌。

（4）检查幼儿时，为防此术后发生喉水肿，喉镜尖端也可不压迫会厌，只将舌根向前提起，会厌随之竖立，即可暴露喉腔。

3. 纤维喉镜及电子喉镜

（1）对咽部过度敏感、牙关紧闭、张口困难、颈椎强直、颈短、舌体过高、舌系带过短、会厌遮盖喉入口等原因造成间接喉镜及直接喉镜检查困难者较为适宜。

（2）可发现隐蔽的病变和早期微小的病变，并能开展局部病变活检及对较小的声带小结及息肉进行手术。

（3）对于上呼吸道有急性炎症伴有呼吸困难者、心肺有严重病变者、对地卡因过敏者、不明原因的重度喉梗阻者可视为相对禁忌证。

4. 动态喉镜（频闪喉镜）

（1）镜头起雾时，可以加热镜头和涂抹化学防雾剂。

（2）舌根肥厚患者在放入镜体时发"啊"的音，越过舌根后发"衣"的音。

（3）软腭下垂过长时，可以令患者用口呼吸，上提软腭。

（4）会厌阻挡时请患者保持前倾伸颈体位，镜头要向下有足够的倾斜角。

（5）室带收缩时要提示患者放松，不要紧张。

（6）检查不耐受者可以让患者自己牵拉舌体或考虑应用声带表面麻醉。

什么是鼻内镜?

鼻内镜是用医用高分子材料制成。鼻镜由左片、右片、卡簧和连接轴组成，结构合理，使用方便。

医生可在鼻镜下直视病变组织进行诊断，在手术器械的配合下进行手术治疗。亦可配接内镜图像处理系统进行诊断，可行微创手术治疗，通常用于进行功能性鼻腔手术和复杂的鼻窦手术。

鼻内镜手术中应注意什么?

1. 中鼻甲手术适应证

（1）中鼻甲黏膜病变，如茸变、息肉等。

（2）气化中鼻甲，气房内有病灶。

（3）影响鼻腔及相邻鼻窦的通气引流，导致鼻腔鼻窦功能障碍（如嗅觉）。

（4）妨碍鼻内镜下的手术操作。

（5）引起各种部位的疼痛，如内眦、前额。

2. 在重建鼻腔鼻窦通气引流后，促使病变黏膜"可逆性"恢复的条件有三个。

（1）重建并保持鼻腔鼻窦通气引流。

（2）手术中尽可能保留原有鼻窦黏膜。

（3）手术后随访治疗。

3．下鼻甲经鼻内镜手术适应证

（1）单纯肥厚性鼻炎，经保守治疗无效，下鼻甲仍增生肥厚。

（2）下鼻甲桑葚样病理改变。

（3）鼻腔狭窄，中鼻道开放仍难以获得充分的通气引流效果。

（4）有碍下鼻道上颌窦开窗通气引流和处理的前置下鼻甲前端手术。

 ## 什么是膀胱镜？

膀胱镜是内镜的一种，外形与尿道探子相似，由电镜鞘、检查窥镜、处置和输尿管插管窥镜以及镜芯四部分构成，并附有电灼器、剪开器和活组织检查钳等，具有照明良好、景象清晰、调光随意等优点。

膀胱镜临床上应注意什么？

上用于前列腺及膀胱疾病的诊断和手术。

1．不合宜人群

（1）尿道、膀胱处于急性炎症期患者。

（2）膀胱容量过小，在60ml以下者。

（3）包茎、尿道狭窄、尿道内结石嵌顿等，无法插入膀胱镜者。

（4）骨关节畸形不能采取截石体位者。

（5）妇女月经期或妊娠3个月以上者。

（6）肾功能严重减退而有尿毒症征象、高血压而且心脏功能不佳者。

2．膀胱镜检查后常有血尿发生，为术中损伤黏膜所致，一般3～5日后即止。

3．术后尿道灼痛，可让患者多饮水利尿，并给止痛剂，1～2日后即能好转。

4．如无菌操作不严密，术后将发生尿路感染、发热及腰痛，应用抗

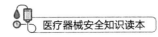

生素控制。

什么是宫腔镜?

宫腔镜是一项新的、微创性妇科诊疗技术,用于子宫腔内检查和治疗的一种纤维光源内镜,包括宫腔镜、能源系统、光源系统、灌流系统和成像系统;它是利用镜体的前部进入宫腔,对所观察的部位具有放大效应,以直观、准确的特点成为妇科出血性疾病和宫内病变的首选检查方法。

宫腔镜临床上主要用于宫颈刮片、内膜的评估及阴道细胞染色。也可进行手术取环、子宫中隔分离、输卵管疏通和插管、子宫肌瘤和息肉切除。

阴道镜手术应注意什么?

掌握禁忌证:

（1）绝对禁忌证:急性和亚急性生殖器官炎症和盆腔感染。

（2）相对禁忌证

①大量子宫出血或月经期。

②欲继续妊娠者。

③6个月内曾有子宫穿孔修补术。

④宫腔过度狭小或宫颈过硬,难以扩张者。

⑤浸润性宫颈癌。

⑥患有严重的心、肺、肝、肾等内科疾患,难以耐受膨宫操作者。

⑦生殖道结核,未经抗结核治疗者。

什么是阴道镜?

阴道镜是一种妇科临床诊断仪器,是妇科内镜之一,适用于各种宫颈疾病及生殖器病变的诊断，现已普遍应用于下生殖系统疾病的诊断，尤其是对下生殖道癌前病变、早期癌及性疾病早期的诊断。

阴道镜使用时应注意什么?

1. 阴道镜活检的禁忌证

（1）外阴、阴道、宫颈、盆腔急性炎症。

（2）大量阴道流血。

（3）宫颈恶性肿瘤。

2. 置入窥阴器避免用润滑剂。

3. 窥阴器应在直视下边扩张边置入，避免擦伤宫颈。

4. 3%醋酸试验最佳作用时间10～20秒。

5. 碘试验帮助初学者避免漏诊。

6. 充分暴露颈管避免漏诊。

7. 勿忽略转化区内移者。

8. 手术时间选择

（1）怀疑宫颈癌或癌前病变无时间限制。

（2）了解颈管内病变宜于接近排卵期或排卵期。

（3）其他疾病则宜于月经净后2周内。

有创内镜

 ## 什么是腹腔镜?

腹腔镜是一种带有微型摄像头的器械，腹腔镜手术就是利用腹腔镜及其相关器械进行的手术：使用冷光源提供照明，将腹腔镜镜头（直径为3～10mm）插入腹腔内，医生通过监视器屏幕上所显示患者器官不同角度的图像，对患者的病情进行分析判断，并且运用特殊的腹腔镜器械进行

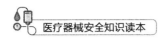

微创手术。

 腹腔镜使用时应注意什么?

1. 绝对禁忌证

（1）伴有严重心肺功能不全而无法耐受麻醉、气腹和手术者。

（2）伴凝血功能障碍者。

（3）出现严重并发症的急性胆囊炎，如胆囊坏疽、穿孔。

（4）伴急性重症胆管炎或急性胆石性胰腺炎者。

（5）胆囊浸润性宫颈癌。

（6）患有严重的心、肺、肝、肾等内科疾患，难以耐受膨宫操作者。

（7）生殖道结核，未经抗结核治疗者。

（8）中、后期妊娠者。

（9）伴有腹腔感染、腹膜炎者。

（10）伴膈疝者。

2. 相对禁忌证

（1）结石性胆囊炎急性发作期。

（2）慢性萎缩性结石性胆囊炎。

（3）胆总管结石并梗阻性黄疸。

（4）Mirizzi综合征、胆囊颈部结石嵌顿。

（5）既往有上腹部手术史。

（6）病态肥胖。

（7）腹外疝。

3. 使用中注意无菌操作，相关器械严格消毒，操作轻缓，注意保护摄像头等重要连接件，注重术后护理，观察手术并发症。

4. 掌握手术适应证，提高手术技术预防穿刺并发症。

5. 为了预防气腹相关并发症，应明确气针进入腹腔内再充气，形成气腹时充气速度不宜太快。

6. 正确使用各种腹腔镜器械。

 ## 什么是关节镜?

关节镜是一种观察关节内部结构的直径5mm左右的棒状光学器械，是用于诊治关节疾患的内镜。关节镜在一根细管的端部装有一个透镜，将细管插入关节内部，关节内部的结构便会在监视器上显示出来，可以直接观察到关节内部的结构。关节镜不仅用于疾病的诊断，而且已经广泛用于关节疾病的治疗，关节镜手术主要应用于膝关节、髋关节、肩关节、踝关节、肘关节及手指等小关节等。

关节镜可以直接观察关节内形态和病变，并对关节内疾病进行治疗，从而避免许多关节切开手术。

关节镜使用时应注意什么?

1. 关节镜下清理术并不是对任何一个骨性关节炎的患者都适用。

2. 对于大于60岁的患者，应积极推荐行人工关节置换术；对于小于55岁的患者，可先行关节镜下清理，暂时减轻症状，延缓对人工关节置换术的需要。

3. 机械性症状较适合通过关节镜手术去除，不仅可以消除症状，而且可以防止进一步加重退变过程。

4. 站立位摄片，可真实反映关节软骨破坏程度和对线情况。

5. 对于膝关节存在疼痛或者滑膜炎症状者，只有在正规系统的保守治疗3个月以上无效者，才考虑采用关节镜手术治疗。

6. 关节镜无法矫正对线畸形，内外翻畸形不宜超过10°，关节稳定性必须良好。膝关节屈曲挛缩时间应该在3～6个月之内，度数不宜＞30°，术后通过康复锻炼才有可能矫正。

7. 当诊断和治疗存在争议时，关节镜可以帮助确定下一步治疗方案。

8. 合理选择适应证是决定关节镜手术成败的关键。

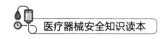

 什么是肾镜?

经皮肾镜取石术是在腰部建立一条从皮肤到肾脏的通道,通过这个通道把肾镜插入肾脏,利用激光、超声等碎石工具,把肾结石击碎取出。经皮肾镜取石术是肾结石治疗的现代微创技术。

纤维肾镜可进入全部肾盏、肾盂和上段输尿管进行检查、活检和治疗上尿路感染,也可在肾脏内任何部位找到结石,再辅以套石篮取出结石。

 肾镜使用时应注意什么?

1. 一般使用要求

(1)每例患者使用前必须检测肾镜是否漏气,确保无漏气方可使用。

(2)弯折纤维肾镜时直径需小于15cm,以防损毁镜内光纤。

(3)轻拿轻放,以防损坏肾镜,影响图像质量。

(4)存放肾镜时,避免紫外线或阳光直射以防肾镜外皮老化暴皮。

2. 经皮肾镜用于微创经皮肾镜取石术,需医生熟练掌握适应证

(1)所有需开放式手术干预的结石,包括单发和多发性结石、鹿角状肾结石。

(2)开放式手术后残留和复发性结石。

(3)有症状的孤立盏结石或憩室内结石。

(4)体外冲击波无法粉碎及治疗失败的结石。

(5)输尿管上段梗阻较重或直径>1.0cm的大结石。

(6)输尿管上段结石息肉包裹及输尿管迂曲,体外冲击波碎石无效或输尿管镜手术失败结石。

(7)特殊患者的肾结石:包括小儿及肥胖患者的肾结石、肾结石合并狭窄、孤立肾合并结石梗阻、马蹄肾合并结石梗阻、肾移植合并结石梗阻、无萎缩肾、无积水肾、感染性结石。

什么是胆道镜?

胆道镜主要用于对胰胆管的内镜检查以及内镜手术。同时带有用于治疗、手术的工作通道。

胆道镜使用时应注意什么?

1. 在钳子管道中插入手术附件时,应保持镜子前端角度平直,以避免附件刮伤内部管道。

2. 镜子应避免弯折,如确需盘曲,半径不得小于25cm,插入管不得弯曲呈锐角。

3. 暂不使用时,请在专用内镜储存柜中垂直悬挂,并保持内镜内外管道的干燥。

4. 每次清洗前认真检查内镜外观,发现异常或破损时,应避免全浸泡清洗和消毒,使用湿棉布擦拭干净,并电话通知厂家相关工程师。

5. 在操作过程中如需送镜,请尽量用手或者其他具有柔软先端部的器械送镜,严禁使用具有坚硬锐利先端部的钳子或镊子送镜。

6. 连接适配器和镜子时,必须注意保持用力均匀,平稳旋转至卡口尽头,严禁在适配器连接不到位的情况下使用胆道镜,以防止意外掉落。

7. 当镜子和适配器悬挂于台车时,应将台车推至安全位置并将镜子放置平稳,注意避免人为碰撞导致内镜损坏。

8. 内镜清洗时请确认ETO帽取下,而当进行低温等离子及环氧乙烷等需预抽真空的消毒方法时,请确认ETO帽盖上。

什么是经尿道电切镜?

经尿道电切镜一般由内镜成像系统(监视器、摄像头、信号转换器）、内镜照明系统（冷光源、导光纤维）、高频电发生器及电极线、观察镜头及电切镜手术器械等组成。

经尿道电切镜使用时注意什么？

1. 前列腺电切多为老年患者，术前访视时，应关注有无其他合并症，制订个性化的护理计划。

2. 合理安置手术体位，避免并发症的发生，如腓总神经损伤导致的足下垂。

3. 电切综合征是电切最危险的并发症，严重者可引起死亡，应严密观察病情，及时发现电切综合征，及时治疗。

4. 保持冲洗液的持续灌注，保证手术野清晰，观察污物桶内冲洗液的颜色和量，掌握术中出血情况，免附件刮伤内部管道。

5. 镜子应避免弯折，如确需盘曲，半径不得小于25cm，插入管不得弯曲呈锐角。

6. 暂不使用时，请在专用内镜储存柜中垂直悬挂，并保持内镜内外管道的干燥。

7. 每次清洗前认真检查内镜外观，发现异常或破损，当即避免全浸泡清洗和消毒，使用湿棉布擦拭干净，并电话通知厂家相关工程师。

8. 在操作过程中如需送镜，请尽量用手或者其他具有柔软先端部的器械送镜，严禁使用具有坚硬锐利先端部的钳子或镊子送镜。

9. 连接适配器和镜子时，必须注意保持用力均匀，平稳旋转至卡口尽头，严禁在适配器连接不到位的情况下使用胆道镜，以防止意外掉落。

10. 当镜子和适配器悬挂于台车时，应将台车推至安全位置并将镜子放置平稳，注意避免人为碰撞导致内镜损坏。

11. 内镜清洗时请确认ETO帽取下，而当进行低温等离子及环氧乙烷等需预抽真空的消毒方法时，请确认ETO帽盖上。

超声仪器及设备

 什么是彩色多普勒超声?

　　彩色多普勒超声（简称彩超）可对心脏、肝、胆、胰、脾、肾、眼球、甲状腺、乳腺、子宫及附件、膀胱、前列腺、前列腺结石、前列腺增生等全身性脏器进行检查，尤其对心血管疾病可进行三维成像及多种心功能测定。

 彩色多普勒超声检查时应注意什么?

　　1. 腹腔主要是肝、胆、胰、脾、肺的检查。检查之前需要空腹，做好检查头一天晚饭后就不要吃东西了，水尽量少喝，检查之前两天内应避免进行胃肠道钡餐造影和胆道造影。

　　2. 盆腔主要是前列腺（男）、盆腔、子宫及附件（女），检查之前可进食水，但需要膀胱充盈，需要憋尿。

　　3. 超声心动（心脏彩超），是应用超声波回声探查心脏和大血管以获取有关信息的一组无创性检查方法，检查之前保证休息，无须禁食水。

　　4. 孕期超声检查，检查胎儿的发育情况，排出畸形。一般孕期12周的时候可进行彩超检查，怀孕期间不可以随意进行无意义的超声检查，一般根据孕妇自身的身体情况、医生的建议来检查。

 什么是经颅超声多普勒?

　　经颅多普勒超声（TCD）是全面检测颅底动脉血流多普勒信号及其一系列生理参数指标的一项无创伤性的脑血管疾病检查方法。

经颅超声多普勒检查时应注意什么？

1．TCD因不能保证超声的入射角度，需要熟练的超声诊断医生详细了解大脑解剖标志及血管路径。

2．本检查对脑动脉狭窄、闭塞无直接所见，只是提供血流动力学数据，确定诊断方法。

3．行TCD检查不需要禁食，请您于检查前正常用餐，空腹状态和饮水较少的情况下，会影响脑血流检测。

4．尽量穿着低领松口的衣服，方便暴露颈部和肩部。

5．24小时内禁用血管收缩剂或血管扩张剂。

6．检查前1天洗头不用固发剂或发油。

7．进入诊室检查前请关闭手机等通信设备，请勿在检查时拨打或接听手机，避免电磁信号对您检查的干扰。

8．检查前患者应静候5分钟，避免呼吸及心率的不稳定影响检查。

9．应在饭后检查，前1小时内勿吸烟。

什么是超声骨密度仪？

超声波骨密度仪是测量骨密度的专业仪器。主要用于骨质疏松症诊断和骨折危险度判断，也可用于评估孕妇和儿童的骨髓状态。通过超声波骨密度仪能够反映骨密度、骨强度及骨脆性，从而了解骨骼的硬度，是最有效的骨折风险预测指标，是检测人体骨量减少、骨质疏松的最先进仪器之一。

超声骨密度仪检查时应注意什么？

1．测量前用酒精清洁患者的死皮，注意避免交叉感染。

2．患者足跟两侧均匀涂抹大量耦合剂。

3．测量部位贴设备，并且确保身体和设备在同一直线上。

4．每天用软布和水清理探测器和支架上残留的耦合剂，然后擦干，尤其是探测器以免影响测量结果。

5．设备安装在干净通风的环境下，过分肮脏的环境可能导致感光失效。

6．脚跟有皮肤溃烂者建议不检测骨密度。

7．双腿有骨折或双腿有做关节置换人群，不建议检测骨密度。

超声治疗设备

 ## 什么是超声眼科乳化治疗仪？

超声乳化仪利用强超声波作用使液体中的不溶固体（或其他液体）粉碎成微粒并与周围液体充分混合形成乳化液的技术。

临床上用于对白内障的治疗，术毕保留晶状体后囊膜，可同时植入后房型人工晶状体。

 ## 超声眼科乳化治疗仪使用时注意什么？

在白内障超声乳化术中，术中应注意的事项有：

1．适应证

（1）继发性白内障，包括高度近视并发白内障、眼底病变不重者；青光眼手术后并发白内障、视功能无损害者；色素膜炎并发白内障、炎症消退在3个月以上者；糖尿病并发白内障、血糖能控制接近正常者。

（2）外伤性白内障，无晶状体脱位者。

（3）白内障合并青光眼，眼压能控制可以联合手术者。

（4）成熟期或未成熟期的老年白内障，视力在0.4以下。

（5）先天性白内障。

（6）已做过白内障摘除，要求植入人工晶体者。

2．禁忌证

（1）晶状体脱位或半脱位者。

（2）色素膜炎活动期者。

（3）合并眼部感染性疾患如慢性泪囊炎，急性角、结膜炎症等。

（4）眼先天性异常：如小眼球、小角膜、先天性青光眼等。

（5）有糖尿病性虹膜红变者。

（6）合并严重眼底病：黄斑严重病变、视网膜严重脱离、眼底大片
出血或萎缩、视神经萎缩、玻璃体积血或严重浑浊者。

（7）眼球震颤、严重弱视等；青光眼晚期或绝对期。

（8）某些全身疾患未得到有效控制。如充血性心力衰竭、肺结核活
动期、肺感染或哮喘、严重糖尿病不能控制血糖等。

3．术后嘱患者避免强烈的日光照射。在户外活动时，戴上太阳镜或
遮阳帽，可有效预防射线对晶状体的损伤。

4．营养平衡的饮食，多饮水，少吃盐，摄取充分的维生素E、C，不
吸烟，并积极预防糖尿病等成人疾病。

5．除非治病需要，尽可能避免服用药物。

 ## 什么是超声手术刀？

超声手术刀的是通过超声频率发生器使金属刀头以55.5kHz的超声
频率进行机械振荡，使组织内的水分子激化、蛋白质氢键断裂、细胞崩
解、组织被切开或者凝固、血管闭合，超声止血刀既能切割又能止血，
为目前外科手术常用的手术器械。

使用超声手术刀应注意什么？

1．使用前做好灭菌消毒。

2．检查刀头状态，操作测试时刀头避开其他器械。

3．禁止夹持金属物，以防刀头断裂。

4．术中切割注意调整适宜功率。

5．若较长时间不用，切换至standby状态。

6．使用完毕，尽快清洗、消毒。

超声理疗设备

 ## 什么是超声治疗仪?

　　超声技术在医疗方面的独特疗效已得到医学界的普遍认可，并越来越被临床重视和采用。国内外医学专家利用超声技术在治疗肢体软组织损伤、肢体慢性疼痛康复、肢体运动康复方面取得了非常好的疗效，并把超声治疗拓展到中医科、骨科、外科、内科、儿科、肿瘤科、男科、妇产科等，在临床得以广泛应用。

 ## 超声治疗仪使用时应注意什么?

　　1．禁忌证

脑出血患者非稳定期者禁用，后遗症患者需在医生监护下使用；孕期妇女禁用；经期妇女慎用；有心脏起搏器、有大出血倾向者禁用；禁止用超声波直接作用于暴露的脑组织；恶性肿瘤、严重脑水肿、颅内高压、化脓性炎症、儿童生长的骨端、心脏区域、眼部、脑部和性腺部位禁用。

　　2．由于超声波具有方向性强、能量集中、穿透力强的三大特点，尽可能做到对症调理，找准痛点和病变处，以达到最佳效果。

　　3．由于超声波波束集中，能够进入人体深层细胞组织，用于中医穴位治疗效果更好。

　　4．治疗时皮肤有温热和轻微针刺的感觉是正常反应，如果皮肤感到

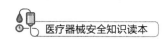

灼热，不能忍受则降低治疗档位或暂停治疗。

5. 超声波调理必须要有足够的导声膏涂抹在皮肤表层，导声膏过少或探头与皮肤接触不良，超声波就难以传导入人体，探头易发烫损害，更不可用其他物品代替。

6. 超声探头必须围绕"调理部位"做往复式移动，不能固定或停留在某一部位。

通过超声波的温热效应及理化效应，可用于局灶性疾病的靶位精确治疗、全身药物治疗局部靶位加强、手术前后的协同治疗、物理治疗的配合治疗；适用于深层透骨治疗颈椎病、肩周炎、关节炎、骨质增生、骨炎、股骨头坏死、类风湿关节病、腰腿痛、腰椎间盘突出、腱鞘囊肿、狭窄性腱鞘炎、腰肌劳损，也可用于脊椎、脊柱炎、冻伤及冻疮、急性扭伤48小时后肌肉拉伤及运动肌肉酸痛。

什么是超声骨折治疗仪？

超声骨折治疗仪是一种非介入式物理治疗，它产生的低强度超声波能量由超声耦合胶传送到骨折部位。超声是一种能量的形式，在体内传播时，可引起生物体系的功能或结构发生改变。低强度脉冲超声波不仅可以加速新鲜骨折的愈合，而且可以治疗骨折延缓愈合和不愈合。超声波骨折愈合仪可用于骨折部位采用低频率声波刺激骨折周围，穿透力强，能有效地作用于骨折深部，并不产生热效应，能迅速消除伤痛和肿胀，刺激骨痂形成，缩短骨折愈合时间而不产生创伤，还可加快新鲜骨折的愈合，对骨折延迟愈合和骨不连也有很好的疗效。

使用超声骨折治疗仪应注意什么？

1. 主要适应证

（1）骨折延迟愈合进行循环重建、骨再生诱导。

（2）骨坏死刺激骨生长因子进行骨组织再生，骨结构重塑。

（3）软骨损伤局部透入促使组织修复的生长因子，促使软骨修复和重建。

（4）骨科手术后康复止痛消炎、解除痉挛、消除水肿和渗出、加速骨重建、促使肢体功能恢复、消除残余症状。

2．由于超声波具有方向性强、能量集中、穿透力强的三个特点，需要找准痛点和病变处，以达到最佳效果。

3．由于超声波波束集中，能够进入人体深层细胞组织，用于中医穴位治疗效果更好。

4．因人对超声波的适应能力大小和耐受力不同，治疗时皮肤有温热和轻微针刺的感觉属正常反应，若皮肤感到灼热，不能忍受则需降低治疗档位或暂停治疗。

 ## 什么是超声波妇科皮肤治疗仪？

超声治疗作为一种无创治疗（或称为非侵入治疗）的新技术，在不需手术切开（切除）或破坏表面组织（皮肤、黏膜或上皮组织）以及没有通过穿刺的前提下，对表面组织深面的组织进行治疗。将超声无创治疗技术成功应用到了宫颈炎、外阴白色病变、尖锐湿疣等妇科疾病，这种仪器称为超声波妇科皮肤治疗仪。

 ## 超声波妇科皮肤治疗仪使用时应注意什么？

1．适应证有宫颈炎、外阴白色病变、尖锐湿疣。

2．操作中找准病变位置。

3．若患者不可耐受，需暂停治疗。

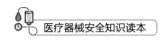

什么是超声雾化器?

超声雾化器是利用超声波使液体雾化成小分子的气雾,临床上将化痰、消炎药物置入雾化器内,通过超声雾化使药物分子通过气雾直接进入毛细血管或肺泡,达到治疗作用。

超声雾化器使用时应注意什么?

1. 水槽注水时,水温不低于15℃,但也不可超过40℃,否则会影响雾化率。

2. 水槽中应加入水质好的水(尤其是日用水质不好的地区),水质不好易使晶片表面结垢而影响雾化率。建议使用纯净水或蒸馏水。禁止水槽中直接加入药液,以免造成机器故障。

3. 晶片为易耗品,工作中如发现水槽内水柱明显减小时,应及时更换晶片。

4. 水槽内浮子是水位报警的感应头,不得遗失或者不安装,使用时应按浮子上注明方向放置,否则水位过低时机器将不报警。(可将浮子在水中按下实验)。

5. 面罩、波纹管、雾化杯等用化学消毒液消毒(勿用酒精或高温消毒)。

6. 超声雾化器一般均装有自动保护装置,当开机时间过长,致使水槽温度过高时,保护装置将自动切断电路,并发出报警声。此时关机15分钟或更换水槽内的水,然后再开机即可。

7. 机器工作时,勿将手伸入水槽中或超声水柱上,以免伤手或其他意外伤害。

什么是医用激光仪器设备?

固体激光手术设备(Nd:YAG、Ho:YAG、Er:YAG、红宝石、蓝宝石、翠绿宝石）固体激光手术设备是指用固体激光材料作为工作物质的激光器，由于使用激光材质不同，可以分为Nd：YAG、Ho：YAG、Er：YAG、红宝石、蓝宝石、翠绿宝石。

 医用激光仪器设备使用时应注意什么?

1. 仪器必须电气接地。

2. 正确连接光纤，插入钥匙，打开开关，等待仪器自检。

3. 自检通过后，开始设置治疗参数前，请确认是否在standby状态。并且关机时也要在standby状态下。

4. 手术过程中注意保护光纤。

5. 钬激光属于4类强激光，直接照射到人体，会产生严重危害。

6. 治疗过程中，光纤须伸出到位，在可视情况下操作输出能量。

7. 当水温报警时，可适当降低功率或延长间隔时间，并检查房间环境和设备出风口。

8. 能量不足或有异味时，及时检查光纤、保护镜片是否完好，若有损坏及时更换。

9. 术中如出现松开脚踏开关仍有输出时，及时按下急停开关。

10. 应定期（至少每年一次）功率测量。

气体激光手术设备

 什么是二氧化碳激光治疗仪?

超脉冲CO_2激光这个概念是从国外引进的，指的是二氧化碳激光治疗功能够输出脉宽极短、功率极高的脉冲激光。普通二氧化碳激光治疗仪的脉冲宽度一般为数拾毫秒，这么长的脉宽远远超过人体组织的热弛豫（自然散热）时间，激光的持续作用时间越长，对靶周组织的热损伤范围与程度就越大，对面部美容手术还有会形成色素沉着、疤痕等风险。人体皮肤组织热弛豫时间约为1～2ms左右，为了有效减少对靶周组织热损伤的范围与程度，必须把激光脉冲宽度压缩到2ms以下，并且脉冲间隙应大大于2ms，希望脉冲过后的间隙时间内靶周组织会被冷却。超脉冲二氧化碳激光治疗仪就是按这样的要求研制的。这是因为2ms以下的脉宽相对于普通治疗仪的数十毫秒的脉宽是超短的，所以将这种能输出超短脉宽的脉冲二氧化碳激光治疗机简称为超脉冲CO_2激光治疗仪。

二氧化碳激光治疗仪使用时应注意什么？

1. 皮肤或肌体组织吸收激光能量后转化为热能，使局部组织温度升高，随温度不同组织发生炭化、汽化、燃烧、分解等一系列生化反应，从而达到治疗目的。

2. 有下列情况之一者，避免使用二氧化碳，激光进行治疗：①疤痕组织严重者；②患有败血症者；③严重的糖尿病患者。

3. 局部治疗前视情况需用2%利多卡因局麻，极少数患者对该药过敏，并产生过敏反应，有该药过敏史者请事先向医生说明。

4. 激光治疗后1～3天创面轻微红肿、渗液，属正常治疗后反应，2周左右结痂会自行脱落，不可强行剥脱。

5. 激光治疗后局部创面需保持清洁、干燥，5～7天不湿水、不化妆，避免剧烈运动，防止伤口继发感染。创面可遵医嘱外用药水或药膏，直到愈合。如出现感染，请及时返院就诊。

6. 因个体差异及病变组织的大小、深浅的不同，治疗极有可能需要多次重复治疗。

7. 激光治疗后，由于各种因素影响，创面可能遗留疤痕（凹陷性、增生性）、色素沉着、色素减退等不良反应。

8. 创面愈合后请及时复诊，观察治疗情况半导体激光治疗仪。

使用注意事项：

1. 勿直视或通过光学仪器直接观察光束。

2. 务必将本产品放在儿童触及不到的地方，以免儿童玩耍时对眼睛造成伤害。

3. 可能会干扰心脏起搏器的工作，建议佩戴心脏起搏器的患者慎用本产品。

4. 老年患者及敏感人群应从低功率段之间开始治疗，当身体适应后逐渐提高功率治疗，每天1～2次，时间以30分钟为宜。

5. 治疗的同时应注意饮食结构的合理调整，并辅以适量的运动，加强机体的新陈代谢。

6. 请务必使用仪器专用的充电器及其他附件，禁止私自配置使用。

7. 心脑血管疾病患者最初使用本产品时请不要私自减少药物的用量或停止药物治疗，当症状有明显改善后，只有在医生的叮嘱下方可逐渐减药或停药。

8. 禁忌证：妊娠、癌症、患有出血性疾病者。

什么是半导体激光治疗仪？

半导体激光治疗仪的低强度激光照射血液可以引发人体一系列的生化反应，改善和恢复血液的生理功能。半导体激光治疗仪采用波长为650nm的低

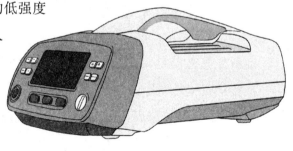

强度激光照射桡动脉、内关穴及鼻腔，通过光化学效应，使血流动力学和血脂、血糖代谢得到改善，从而提高红细胞的携氧能力和变形能力，降低血液黏稠度，降低血脂、降低血压，改善血糖，达到治疗"三高"症及心脑血管疾病的目的。半导体激光治疗仪采用波长为650nm的光波，素有人体黄金波段"生命之光"的美称。

半导体激光治疗仪使用时应注意什么?

1. 勿直视或通过光学仪器直接观察光束。

2. 务必将本产品放在儿童触及不到的地方,以免儿童玩耍时对眼睛造成伤害。

3. 可能会干扰心脏起搏器的工作,建议佩戴心脏起搏器的患者慎用本产品。

4. 老年患者及敏感人群应从低功率段之间开始治疗,当身体适应后逐渐提高功率治疗,每天1~2次,时间以30分钟为宜。

5. 治疗的同时应注意饮食结构的合理调整,并辅以适量的运动,加强机体的新陈代谢。

6. 请务必使用仪器专用的充电器及其他附件,禁止私自配置使用。

7. 心脑血管疾病患者最初使用本产品时请不要私自减少药物的用量或停止药物治疗,当症状有明显改善后,只有在医生的叮嘱下方可逐渐减药或停药。

8. 禁忌证:妊娠、癌症及患有出血性疾病者。

什么是眼科激光光凝机?

眼科激光光凝机由主机、脚踏开关、传输系统(包括裂隙灯适配器、间接检眼镜适配器、手术显微镜适配器,均为选配件)及电源线组成。适用于视网膜光凝固、激光小梁成形术、血管及其他激光治疗。

眼科激光光凝机使用时应注意什么?

1. 必须保证参与此手术全过程的医生和所有工作人员在各个环节都经过培训。医生不经详细了解激光使用说明不得使用激光产品进行眼部手术。

2．手术中必须使用对532nm激光有效的适当眼部保护措施。无论有没有佩戴防激光护目镜，都不能直视瞄准光或治疗光出光口或传输激光的光导光纤。绝不能直视激光源或通过明亮的反射面散射的激光。避免将治疗光束直对反射性强的平面，比如金属仪器。确保治疗室的所有工作人员都正确佩戴防激光护目镜。绝不能用处方护目镜代替激光防护目镜。

3．不要在有易燃或易爆物（如挥发性麻醉剂、酒精、准备外科手术用的溶液等）的环境中操作该仪器并确保仪器电源接地。

4．产品治疗过程常见并发症（不良反应）为炎症反应、出血、眼压一过性升高等。

5．炎症反应为术后早期出现的并发症，表现为睫状体充血、刺激症状和视力下降。一般处理措施为向患者解释视力下降是暂时性的，炎症消退即可逐渐恢复；同时按医嘱于术后每2小时滴妥布霉素地塞米松滴眼液，控制炎症反应。

6．出血则由于光凝可能伤及视网膜血管导致出血。一般处理措施为告知患者无须紧张，勿剧烈活动，忌坚硬食物。少量出血可自行吸收，出血量多则可给予半卧位，适当使用止血药物，1~2周即可吸收。

7．眼压一过性升高可能与炎症反应及激光刺激有关。一般需注意观察患者眼部疼痛情况，若疼痛未缓解或家具，伴有恶心、呕吐等应立即报告医生，遵医嘱给予降眼压药物，并定期复查；眼压升高经降眼压治疗可很快得到控制。

8．在检查任何传输装置部件之前，请关闭激光器。激光器不使用时，用保护盖盖住激光输出接口，手持光导纤维时要确保非常小心地操作眼科激光光凝机。

 ## 什么是眼晶状体激光乳化设备？

眼晶状体激光乳化设备是以计算机控制的追求高水平的功能和性能、安全性及稳定性的精密设计，代表当今时代先进的理念，可将白内障手术提高到新的层次。应用YAG：YLF激光光导纤维发射到镜面，反射光用于手术操作；Er：YAG，能量能最大限度地被水吸收，所以损伤更小。手术技巧类似于超声乳化；用于囊膜撕开、囊膜切除、晶状体核乳化、玻璃体切除、巩膜切开、虹膜根切。

 ## 眼晶状体激光乳化设备使用时应注意什么?

1. 只能由经过使用操作以及激光安全培训的专业眼科外科医生使用，或是在其监督下使用。

2. 外科手术过程以及对激光的调准过程、操作控制或是其他方面的调节可能都会引起对患者或是操作者的激光辐射危害。

3. 极少情况下会发生火情，不要在放有易燃麻醉气体、挥发物质的环境中使用激光（例如溶剂或麻醉剂）或是氧气等。

4. 在治疗过程中眼内压会升高，要特别注意最小的角膜扁平时间（抽吸时间）。非完全扁平角膜可能会导致切削厚度不统一并且小于预定尺寸。如果激光操作不当可能会引起手术出现非预期结果。

5. 在操作激光设备的房间的门上要有警示符号，来警告要进入控制区域的激光操作者。在使用激光的过程中，要关闭房门。

6. 激光不能放置于潮湿的环境中或是接触到液体。

7. 不论手柄是否锁在基础底座，不要用力拉扯电线，即使在清洁的时候也要注意。要特别小心手柄，不要掉落。

8. 如果有任何紧急情况，通过按位于基础底座桌面上方的红色急停按钮立即关闭激光。

9. 如果手术中使用钛的吸环，操作者必须确保吸环清洁并且按照推荐的方式灭菌，并且根据相应参数选择正确的吸环。当使用钛吸环时不要触碰到角膜窗口，否则钛可能会吸附在窗口，从而衰减激光能量。

10. 仔细检查是否前一位患者使用过的垫片还遗留在手柄处。如作卷曲光纤时直径应不小于15cm（6英寸）。

11. 按操作规程清洁和消毒脚踏开关。

12. 应定期（至少每年一次）测量输出的实际功率，以验证激光器系统仍然在工厂校准参数之内。

13. 不可用于治疗白化病患者。

医用高频仪器设备

 ## 什么是高频电刀？

高频电刀（高频手术器）是一种取代机械手术刀进行组织切割的电外科器械。它通过有效电极尖端产生的高频高压电流与机体接触时对组织进行加热，实现对组织的分离和凝固，从而起到切割和止血的目的。高频电刀突出的凝血效果，使它广泛应用在弥漫性渗血部位如肝脏、脾脏、甲状腺、乳腺、肺部手术中。在机械手术刀难以进入和实施的手术中（如腹部管道结扎、前列腺尿道肿物切除）也得以普遍应用。

尤其是各种内镜手术，如：腹腔镜、前列腺切镜、胃镜、膀胱镜、宫腔镜等手术中，应用也越来越广泛。

 ## 高频电刀使用时注意什么？

1. 患者不得佩戴首饰及手表，头发全部塞入帽内。安置患者体位时，应注意避免肢体接触手术床金属部分，如手术床、输液架、体位架等。特殊体位时肢体需垫海绵垫，保证肢体不接触金属物。

2. 皮肤消毒时，使用酒精要适量，防止消毒部位有残余酒精。消毒后，待酒精完全挥发再铺无菌单或使用一次性无菌护创膜保护切口周围组织，防止无菌单被酒精浸湿之后因电刀产生的火花而致烧伤。

3. 正确使用负极板：①选择理想的电刀负极板，极板的大小面积要适当，要求导电胶黏性强并容易撕脱；②粘贴负极板前清洁粘贴部位皮肤，紧密粘贴，尽量靠近手术部位（但不少于15cm）的平坦的血管丰富的肌肉区，如臂部、臀部、小腿肌肉等处；③距ECG电极15cm，环路中不能有金属移植物、起搏器、心电图电极，安装心脏起搏器的患者应慎用电刀，以防产生干扰，影响起搏器工作；④患者体位变化时应及时检查负极板是否移位、脱落等；⑤负极板使用次数以一次性使用最为安全。

4. 输出功率尽可能小：使用小儿负极板时功率选择应为常规功率的三分之一以内，当术者要求加大功率时，护士应检查和排除下列情况后，才能加大功率：负极板和夹头连接情况、夹头与导线连接情况、电刀头清洁情况（有无炭化物）、高频电刀工作状态、负极板与患者皮肤接触情况。手术过程中，护士应及时刮除电刀头有机物，以保持良好的传导功能。

5. 防止环境起火：避免在有易燃易爆、挥发性气体和高氧环境中使用电刀，在气道部位使用时应暂时移开氧气。

6. 防止意外烧伤：尤其在使用碘酊、酒精消毒皮肤时；肠道手术禁忌使用甘露醇灌肠，肠梗阻的患者慎用电刀，以免爆炸。

什么是高频息肉手术器？

目前消化道息肉多使用电圈套器与高频电刀连接，在内镜视野下，利用高频出电流切除息肉。

高频息肉手术器使用时应注意什么？

高频息肉手术器使用时应注意：

1. 出血

（1）术前认真校试器械。

（2）术者与助手配合默契。

（3）圈套收紧关闭应缓慢，用力适当。

（4）操作过程保持视野清楚。

（5）正确选择高频电发生器电流强度。

（6）按照电凝后电切、逐渐切割的原则，粗蒂、无蒂息肉需交替使
用电凝、电切电流。

（7）术后避免重体力活动1～2周，注意少渣饮食。

2. 穿孔

（1）术前认真校试器械。

（2）息肉圈套切割点应稍远离肠壁。

（3）套取后钢丝要确认收紧，然后向腔内提拉，形成天幕状，避免
将周围黏膜套入。

（4）选择适当的电流功率，在足够凝固基础上避免通电时间过长。

（5）术后尽可能吸净肠腔内气体。

（6）术中通电时避免胃肠蠕动，一旦有蠕动立即断电。

3. 可能出现灼伤和浆膜炎。

 ## 什么高频鼻甲电凝器？

使用双极电凝镊与高频电刀连接，在鼻内镜视野下，进行鼻甲电凝治疗。

 ## 高频鼻甲电凝器使用时注意什么？

1. 术前认真调试器械，确保设备电气接地。

2. 必须选择合适的治疗参数，功率调节应由小到大。

3. 由下鼻甲前端逐渐向后，宁少勿多，分次进行。仅灼烧明显肥厚
处，不能广泛烧灼，以免黏膜损伤过多。

4. 鼻腔治疗空间狭小，术者和患者要保持好体位。

5. 电凝效果不佳时，及时检查连线和电凝镊，必要时予以更新。

6. 鼻中隔偏曲应先行中隔矫正术。

什么是高频腋臭治疗仪?

射频电流, 它是一种高频交流变化电磁波的简称, 大于10000次的称为高频电流。腋臭治疗仪技术核心是高频电流, 治疗腋臭。

高频腋臭治疗仪使用时应注意什么?

1. 依照装箱单清点附件是否齐全, 使用前请仔细阅读说明书。

2. 将机器放在平稳、干燥的木凳或塑胶台上, 与地面的距离不少于10cm, 与大型金属物的距离不得少于50cm。

3. 将导波座垫的插头插入机器的能量输出插孔(即选定的能量输出插孔), 把插座平放在与地面绝缘的椅子上(不能使用金属椅)。

4. 治疗部位常规消毒后, 用0.3% ~ 0.4%的利多卡因局部麻醉。

5. 治疗头接触部位组织炭化, 面积及深度可据情自行掌握。

6. 需要操作者自行掌握治疗面积及深度。

什么是微波手术刀?

微波手术刀是将微波能量用来进行外科手术的一种新型医疗器械, 是把微波功率源通过带旋转装置的传输线与手术刀相连, 使微波能量经传输线沿刀片进入人体手术部位, 切开人体组织、止血。

微波手术刀具有操作简单、手术时间短、止血效果明显、无溅射、无炭化、无粘连、无组织灼焦的臭味及雾气、愈合时间短等优点。

微波手术刀使用时应注意什么?

1. 安装时必须保证供电电网有良好的保护接地线, 与机器相连的供电电源必须有良好的保护接地的单项三极插座。

2．注意防止液体渗漏进该设备。

3．仪器必须由经过培训的医务人员进行操作。

4．不能对佩戴金属首饰或衣服上有金属物（如金属钮扣、金属夹子或金属丝）的人使用微波能。

5．患者体内等部分有金属植入物（如骨髓或骨骼上的插钉、钢板），除非有专门医嘱，一般不可以治疗。

6．注意治疗前除去助听器。

7．特别注意植入心脏起搏器或心脏电极的患者不能接受微波治疗，也不能靠近设备工作的地方。

8．急性炎症期间、高血压、冠心病患者、妊娠期妇女不能使用微波治疗。

什么是微波肿瘤热疗仪？

微波肿瘤热疗仪是一种通过升高体温或局部加温，改变肿瘤细胞所处的环境，并使其变性、坏死，从而达到治疗肿瘤目的的一种医疗仪器。用肿瘤热疗仪来治疗肿瘤的这种方法是继手术、放疗、化疗和生物治疗后的第五种治疗肿瘤方法。由于该仪器的独特机制，人们常称之为"绿色治疗仪"。

微波肿瘤热疗仪使用时应注意什么？

1．仪器应由经培训合格的医务人员使用，未经培训合格的人员不能擅自使用。

2．网电源应具有保护接地线，使用标准两相三线制的三孔插座，接地端应可靠接地。

3．必须保证辐射器与热疗线、热疗线与固态源输出口可靠连接后方可启动微波输出。严禁不接热疗线和辐射器时输出微波。

4. 有微波输出时，辐射器不能对空辐射，以防微波泄漏；不能照射计算机和其他设备（如显示器，键盘、手机等），以防干扰运行。

5. 测温传感线不许硬性弯折，不许用力拉伸。连接或放置测温传感线时要小心，测温传感线与放大器的连接端是插拔连接，不许旋拧，以防损坏测温传感线。

6. 测温传感线的金属连接端不能受潮，测温传感线可用酒精棉球轻轻擦拭。

7. 测温传感线能正常使用时通常每3个月需重新校准一次，校准人员应是经过培训的操作者。

8. 连接热疗线时应用手握住金属接头的后部，旋动前端的紧固螺套，保证线缆和接头之间不发生转动，以防接头断开。有微波输出时，热疗线的弯曲应大于120℃。

9. 仪器工作时，不要堵塞排风口；当发现风扇不转时，不得继续使用。

10. 仪器不得与其他大功率用电设备或强干扰源（电焊机、X光机、CT扫描机、高频电刀、射频热疗机、短波治疗机等）近距离同时使用，以免互相干扰。

11. 仪器禁止频繁开关机，应保证有10秒以上的间隔时间。以免损坏仪器，减少使用寿命。

12. 主机和固态源不能靠近热源，以免引起机器过热而损坏，并影响使用寿命。

13. 仪器所配计算机为热疗仪的专用部件，不能安装不必要的软件，也不要擅自格式化磁盘，以防导致仪器不能正常工作。

14. 为确保仪器的能正常使用，热疗仪所用到的体表辐射器、腔内辐射器及测温探头等附件应从生产公司购买。

15. 为了防止固态源中芯片因过热损坏，务必在停止输出功率后再等3~5分钟后关闭微波源主机电源（将控制主机上电源开关置于0状态）。

16. 微波源主机应置于屏蔽室内使用，应注意禁止用尖锐利器损伤屏蔽室，有微波输出时应将屏蔽室门关好，若屏幕室出现破损应及时修复。

17. 本机配备一个精密净化交流稳压电源，其安全要求及注意事项参见其使用说明书。使用中应每年对其进行检查，如发现问题应及时更换。

 ## 什么是微波前列腺治疗仪?

微波前列腺治疗通常采用一种非接触加热方式，经尿道或经直肠对前列腺进行加热治疗。硅胶治疗导管中的微波天线经治疗通道贴紧前列腺部位，微波能量对前列腺组织进行有选择的加热，使之达到比体温高若干度的温度，保持一定时间，使被加热组织变性、萎缩、脱落，将细菌杀死，这样被压迫的尿道得以舒张，减轻或消除后尿道机械性梗阻的症状。由于各项技术的日臻完善，使得微波治疗无须麻醉，可在门诊完成，具有简便、安全的特点。

 ## 微波前列腺治疗仪使用时应注意什么?

1. 禁忌证

（1）尿道、膀胱结石者。

（2）出血性疾病和出血性倾向者。

（3）植入心脏起搏器机体内有金属假体者。

（4）心血管代偿功能不全者。

（5）神经性膀胱及体温调节障碍、知觉障碍者。

（6）结核病活动期患者。

2. 使用注意事项

（1）腔内辐射器和测温传感线接触皮肤处使用前后应用酒精棉球轻轻擦拭清洁消毒。

（2）腔内辐射器使用时应套上指套或避孕套。直肠辐射器用套管直径14mm以上，长度15cm左右，宫颈辐射器用套管直径为30mm以上，长度均为20cm左右，应采购符合生物学要求的合格产品。

（3）辐射器的放置应在无微波输出的情况下进行。

（4）不可将辐射器朝着眼睛和睾丸，辐射治疗眼睛、睾丸附近区域时，需用防护罩保护眼睛和睾丸。

（5）辐射器的放置应使敏感器官（眼睛、睾丸）不在接受治疗部分或在将辐射挡住的范围。

（6）植入心脏起搏器或心脏电极的患者不能靠近设备工作的地方。

（7）治疗区域或临近部位不应有金属物品，否则易引起灼伤。

（8）配戴金属首饰或衣服上有金属物的人需先除去金属物品方可接受治疗。

（9）当患者体内含金属植入物时需格外小心，因为可能出现微波对金属物的直接加热或产生驻波效应。

（10）治疗区域皮肤应裸露，便于随时观察治疗过程中的反应。

（11）有下列情况者应适当降低控制温度值，降低输出功率值，随时观察患者反应和治疗区域情况。①加热区有不易散热的疤痕或肌腱韧带部位；②加热区下方有骨头（会产生反射波，局部出现高功率沉积）；③局部做过手术，神经感觉异常有痛觉下降；④加热区有血液循环障碍。

（12）热疗结束后，应检查是否有因辐射边缘效应而产生的烧伤，如有则应及时做烧伤治疗处理。

（13）加热过程中若出现烧伤等不良反应，应立即停止治疗并及时处理。

（14）微波防护眼镜接触皮肤部位可用医用酒精棉球擦拭消毒。微波防护短裤应穿在裤子外面，可用中性洗涤剂洗涤，水温不超过50℃，轻柔手洗，勿用力揉搓，从水中拎起晾干，不要在太阳下暴晒。

什么是射频消融心脏治疗仪？

心导管射频消融是通过心导管将射频电流（一种高频电磁波）引入心脏内以消融特定部位的局部心肌细胞以融断折返环路或消除异常病灶而治疗心律失常的一种方法，是一种可以达到根治心律失常的方法。

 射频消融心脏治疗仪使用时应注意什么？

1. 放电开始后，要做好随时停止放电的准备。

2. 若采用脚踏开关放电，请注意将脚踏开关放置于不易误踩的地方。

3. 设备的电源线，应可靠连接在具有良好接地的电源插座上。

4. 放电开始及放电过程中，一旦检测到实时阻抗超出阻抗保护设定范围，射频仪将立即停止放电并报警，按STOP键可消警。

5. 温控方式下，若大头所检测到的人体温度不在32～42℃的范围内，射频仪将不能启动放电，并将在实时温度显示窗口提示报警，按STOP键可消警。

6. 设备在存放及使用过程中，要特别注意防止将液体泼洒于设备上。

7. 设备所附的各种连线使用后应按环形盘放，切忌用任何液体浸泡。

 什么是射频消融前列腺治疗仪？

经尿道针刺射频消融术是在膀胱镜直视下将探针置入前列腺，将能量直接传递至相接触的前列腺组织，从而引起水分子感应热，使其凝固坏死，继而吸收及纤维化，使前列腺缩小而达到治疗目的。

特点是操作简单，时间短，只需局部麻醉，因此，可在门诊完成，适用于轻中度BPH患者。

射频消融前列腺治疗仪使用时应注意什么？

1．放电开始后，要做好随时停止放电的准备。

2．若采用脚踏开关放电，请注意将脚踏开关放置于不易误踩的地方。

3．设备的电源线，应可靠连接在具有良好接地的电源插座上。

4．放电开始及放电过程中，一旦检测到实时阻抗超出阻抗保护设定范围，射频仪将立即停止放电并报警，按STOP键可消警。

5．禁忌证

①尿道、膀胱结石者。

②出血性疾病和出血性倾向者。

③植入心脏起搏器机体内有金属假体者。

④心血管代偿功能不全者。

⑤神经性膀胱及体温调节障碍、知觉障碍者。

⑥结核病活动期患者。

什么是肿瘤射频热疗机？

肿瘤射频热疗机是采用非接触式的治疗方式，利用射频波将组织加热到能杀灭肿瘤细胞的温度（42.5～43.5℃），持续时间60～120分钟，达到既杀死肿瘤细胞又不会损坏正常组织的目的。由于肿瘤组织中的血管扭曲扩张、血流阻力大、血管感受器不健全，对温度敏感性差，在高温下散热困难，升温快，形成巨大的储热库，可与正常组织形成5～10℃的温差；而正常组织可以长时间耐受42.5～43.5℃的高温（正常组织细胞的温度安全界限为45℃±1℃），从而杀死肿瘤细胞而正常细胞不受影响，热疗不会引起诸如骨髓抑制、脱发等不良反应，也不会对人和环境产生任何污染，被医疗界誉为"绿色热疗"。

肿瘤射频热疗机使用时应注意什么？

1. 热疗前部位选择及注意事项

首先根据CT、B超、磁共振等检查结果确定肿瘤部位、大小，以肿瘤为中心点定位，选择大小合适的极板及体位。胸、腹、盆腔肿瘤患者多采取仰卧位，背部及脊椎肿瘤患者取俯卧位。摆好体位后在相应治疗部位皮肤上放置水袋，使其覆盖治疗部位；将上、下极板使之与水袋贴紧，在计算机监控下进行治疗。

2. 热疗前注意事项

（1）治疗前应了解患者的顾虑，耐心解释热疗相关知识，尽可能消除患者恐惧心理，嘱患者排尿，向患者家属介绍情况，可能出现的不良反应，尤其强调热疗安全系数多、创伤性小的特点，告诉患者热疗时温度较高，可能会烫伤皮肤，在治疗升温的过程中，切勿随意移动肢体和触摸舱床、舱壁，以免造成意外烫伤。

（2）嘱患者摘除身上携带的金属物品，有安装假牙或假肢的应尽量取下，特别注意安置心脏起搏器或术后体内置有金属的患者禁忌热疗。

（3）开机时禁止他人触摸患者身体和设备，禁止患者触摸加热极板，以免影响调整功率。

（4）患者应穿纯棉干净衣裤，并带毛巾及干净衣裤备用。

3. 热疗时操作台注意事项

开机时，功率柜开关一定要处于关闭状态，床体处于开机状态，如发现异常立即按下紧急开关。功率柜一般采用手动控制，打开电脑后，安置患者，调整好床和辐射器电极板的位置，然后输入患者信息，进行电极调整，依据患者情况调整直到患者能耐受为止。治疗期间随时询问患者治疗部位热感，热疗时由于体内温度升高，可产生一系列的生理、心理反应，护理上应注意观察生命体征变化，详细记录体温、呼吸、血压、脉搏等数据，密切观察温度曲线变化，备好常用急救物品、药品，患者如出现面色苍白、大汗淋漓、恶心呕吐、头晕、血压下降，立即停止热疗，对症处理。

4. 热疗后注意事项

治疗完毕后扶助患者缓慢起床预防直立性低血压。协助患者擦干汗液，换干净衣裤，及时补充水分，喝盐水或果汁，卧床休息，给予高热量、高维生素、易消化饮食，认真倾听患者的反馈意见。体质虚弱患者由于大量出汗丢失体液易致体液虚脱，故治疗前后均应适当饮温热盐水，必要时静脉补液。

物理治疗及康复设备

 ## 什么是超短波治疗仪?

超短波治疗仪采用电子管振荡产生超短波高频电场来进行治疗的仪器设备。通过电容电极输出能量，将患部置于电极之间，在高频电场的作用下，使病变部位的分子和离子在其平行位置振动，并互相摩擦而产生热效应。这种热效应使患部的表层和深层组织均匀受热，能增强血管通透性，改善微循环，调节内分泌，加强组织机体的新陈代谢，降低感觉神经的兴奋性，从而达到抑菌、消炎、止痛、解痉，促进血液循环和修复、增强机体免疫力的治疗目的。

1. 超短波治疗仪使用时注意以下几点

（1）患者在治疗前应将手机、磁卡、手表、金属饰品等物品拿开。

（2）确保患者的皮肤是干燥的，治疗部位如有汗水或其他分泌物，应给予擦干后再做治疗。

（3）如果患者皮肤上有药物软膏，应彻底将其擦掉再做治疗。

（4）患者在治疗过程中如感到过热、灼热等不适，应立即切断电源，并告知工作人员妥善处理。

（5）在患者骨突部位治疗时，应注意防止烫伤。

（6）患者应脱下含有金属纤维的衣物、含有水分的绷带，所有金属
　　　饰物、金属物品、塑料化合物、导体或半导体、助听器等物
　　　品，因为它们会导致燃烧或电击。

2. 适应证为类风湿关节炎、风湿寒性关节痛、强直性脊柱炎、纤维
肌痛综合征、骨关节炎、颈椎病、腰椎间盘突出症等病症。

3. 禁忌证为有出血倾向者、心血管功能代偿不全者、活动性结核
者、恶性肿瘤者、有金属异物者等。

什么红外线治疗仪？

红外线光疗法是全球医学疼痛管理的重大突
破，利用红外线，尤其是近红外线可深入人体组织的
特性及红外线温热效应，升高组织温度，扩张毛细血管，
促进血液循环，增强物质代谢，提高组织细胞活力及再生能力。
红外线治疗慢性炎症时，能改善血液循环，增加细胞的吞噬功
能，消除肿胀，促进炎症消散。红外线还经常用于治疗
扭、挫伤，促进组织肿胀和血肿消散以及减轻术后粘
连，促进瘢痕软化，减轻瘢痕挛缩等。

红外线治疗仪使用时应注意什么？

1. 接通电源，确认仪器运转正常，使用前或长期放置使用应检查导
线有无破损现象，如导线有破损现象，必须更换后，才能使用。

2. 治疗器使用的电源插座，必须是有可靠接地线的三孔电源插座。
使用时严禁触摸照射头网罩内的治疗板和其他部件，以免被烫伤或引起
触电事故。

3. 请勿让儿童或无行为能力者操作使用或接近加热头。

4. 首次或较长时间使用，照射头可能出现冒白气（烟）的现象，这

是照射头保温材料吸潮所致,待预热一段时间后会自行消失。

5. 治疗器出现损伤或故障时,请勿自行带电修理,可与维修部门联系维修。

6. 红外线治疗时患者不能移动体位,防止烫伤。

7. 将治疗仪放置于治疗部位,辐射器与皮肤距离2~3cm。

8. 开机,按医嘱选择治疗处方。

9. 按治疗处方调节治疗剂量和输出功率。

10. 红外线照射过程中如有感觉过热、心慌、头晕等反应时,需立即告知工作人员。

11. 红外线照射部位接近眼或光线射及眼时,应用纱布遮盖双眼。

12. 治疗前仔细询问患者,了解有无理疗禁忌证。

13. 治疗前嘱患者除去辐射场作用范围内金属物品。

14. 根据治疗部位选择不同功率的红外线灯头,如手、足等小部位用250W为宜,胸腹、腰背部等可用500~1000W的大灯头。

15. 灯泡照射面、颈、胸部的患者,应注意保护眼睛,可戴有色眼镜或用湿纱布遮盖。

16. 灯泡照射过程中,应随时观察患者局部皮肤反应,如皮肤出现桃红色的均匀红斑,为合适剂量;如皮肤出现紫红色,应立即停止照射,并涂凡士林以保护皮肤。

17. 患者取舒适体位,充分暴露治疗部位皮肤。

18. 治疗结束后,仪器报警,治疗电源自动断电,治疗师按操作顺序切断仪器电源。

19. 血循环障碍部位,较明显的毛细血管或血管扩张部位一般不用红外线照射。

20. 患部有温热感觉障碍或照射新鲜的瘢痕部位、植皮部位时,应用小剂量照射,并密切观察局部反应,以免发生灼伤。

场效应治疗仪的功能是什么？

　　场效应治疗仪是一种利用低频电流形成涡流电场、交变电场、线圈互感在肌体内感应的涡流电场和红外线辐射来治疗肩周炎、腰肌劳损等疾病的家用理疗仪器。

　　场效应治疗仪是祖国传统医学中的经络学、药物学与现代的理疗学理论的有机结合和应用。它把理疗学中的温热效应、红外线效应、电磁场效应和中草药热敷渗透效应、人体穴位刺激经络效应及调动人体内气增强免疫功能、微量元素补充效应等治疗作用综合使用而达到治疗目的。因此，该仪器具有祛风除湿、活血止痛，舒经散寒、祛瘀散结和镇痛、消肿、消炎、解痉、促进血液循环、改善组织营养、加速新陈代谢和治疗的功效，并能治疗许多常见病和慢性病。

 ## 场效应治疗仪使用时应注意什么？

　　1. 使用时应注意的情况：

（1）挫伤、扭伤严重时24小时后使用治疗仪。

（2）治疗时每次不得超过三个部位，以免引起过量治疗后产生头晕等不适现象。如产生头晕，停用数小时后症状便自动消失。

（3）个别患者初次治疗时略有头晕等不适感，属于正常现象，几天后现象自行消失。

（4）每次治疗时间、次数均不得超过说明书中的规定。

（5）身体极度虚弱者、幼童、高血压、心脏病患者应减少三分之一的治疗时间和次数，同时应在医生的指导下使用。

（6）每次治疗选定的部位不宜超过两处强档，时间不宜超过15分钟。

（7）患者如有多种疾病，应遵循先重后轻，治愈一个再治疗另一个的原则。

（8）治疗时皮肤感觉不灵敏者，按时间调节强、中、弱档，以免烫伤。

（9）使用场效应带时应外敷在内衣外侧，勿直接与皮肤接触。

（10）每次治疗完毕后，应及时切断治疗仪电源（将治疗仪电源插头拿掉），严禁用治疗仪取暖，严禁在无人照管的情况下放在被褥内使用，以免发生意外火灾。

（11）每次治疗结束必须断开电源，以免发生意外。

2. 禁忌证

（1）恶性肿瘤、有出血倾向的疾病、急性化脓性炎症、眼病（不能直接在眼部治病，可选穴位）禁用；对不适宜通经活络、活血化瘀的病变，可能加重病情。

（2）妇女在孕期、经期及哺乳期禁用。

（3）在一年内有出血史的患者及有出血倾向者禁用；恶性肿瘤、严重动脉硬化、高热患者禁用；急性化脓性炎症者禁用。

（4）有预激综合征者禁用。

（5）室颤者禁用。

（6）危重患者、急症患者、静脉曲张做粘堵手术者禁用。

（7）佩戴心脏起搏器、胰岛素泵等电子治疗仪的患者禁用。

（8）心衰、肾衰、结核活动期、支气管扩张、急性肝炎患者。

（9）精神病患者禁用。

（10）房颤患者，需在医生指导下使用。

（11）磁过敏者禁用。

（12）急性前列腺炎患者禁用。

（13）高血压患者，禁治头部。

 ## 什么是紫外线治疗机？

紫外线治疗仪，又称紫外线光疗仪是一种用于治疗皮肤病的物理治疗仪器，采用窄谱UVB技术。主要采用308nm的医用设备和采用311nm的家用设备。

紫外线治疗机使用时应注意什么?

1. 使用紫外线治疗仪给患者治疗时，操作者应戴护目镜，穿长袖工作服，戴手套。

2. 治疗前应检查治疗仪是否能正常工作，灯管是否有破裂、污垢，灯管安装是否牢固，支臂是否稳妥。

3. 紫外线治疗室应保持空气流通，室温应保持在24℃左右。

4. 患者的非照射区必须以布巾盖严，予以保护。

5. 任何人都不能直视已启动的紫外线灯及石英导子输出端，以免发生电光性眼炎。

6. 紫外线照射与其他物理因子治疗相配合应用时，应注意安排先后顺序。如紫外线与超短波、红外线等能产生温热效应的治疗相配合时，一般应先行温热治疗，后照射紫外线。

7. 体表照射后不要擦洗局部或洗澡，也不要用冷热治疗或外用药物刺激；口腔内照射后不要立即喝热水、吃酸性食物。

8. 紫外线照射疗程中不要用光敏药物、吃光敏食物。对使用光敏剂的患者应先测定用光敏剂后本人的生物剂量，再开始治疗，以防紫外线过量。如发现紫外线照射过量，应立即用红外线等热疗局部处理。

9. 经常用95%乙醇或乙醚擦拭灯管上的污垢，不要用手触摸灯管。

10. 银屑病使用照射前水浴15～20分钟去除皮损表面鳞屑。

11. 照射过程中，遮盖或使用防晒剂保护皮损周围区域。

12. 照射过程中，佩戴UV护目镜保护眼睛。

13. 避免照射部位过度日晒，外出时用衣物遮盖或使用防晒剂。

14. 照射后，皮肤如出现明显红斑。应适应延长照射间隔时间或减少照射剂量。

什么是远红外治疗机?

远红外光治疗仪是运用远程红光原理,具有通过特殊设计的光学系统和大功率LED光源,辐射输出特定频谱和能量密度的窄频低能量红光作用于人体,其生物作用主要是光化学作用,而不是热作用的一种治疗仪器。

远红外治疗机使用时应注意什么?

(1)治疗时患者不得移动体位,以防止烫伤。

(2)老年人及皮肤知觉障碍者尤应注意防止过热。

(3)照射不为接近眼或光线可射及眼部时,应用纱布遮盖双眼。

(4)月经期或妊娠期妇女不宜治疗,尤其不能照射腹部。

(5)发热者不宜治疗。

(6)患部有温热感觉障碍或照射新鲜的瘢痕部位、植皮部位时,应用小剂量,并密切观察局部反应,以免发生灼伤。

(7)血液循环障碍部位,较明显的毛细血管或血管扩张部位一般不用红外线照射。

(8)防水。

(9)避免强烈振动。

(10)不可自行拆卸。

(11)设备进入保护状态时,可重新开关一次电源,重新调节温度时间即可。

2. 使用禁忌

(1)脑出血患者禁用(半年后恢复期可使用)。

(2)白血病、血友病、再生障碍性贫血症病患禁用。

(3)各种急性炎症、高烧患者禁用。

(4)严重心脏病、肾衰竭患者禁用。

(5)活动期的肺结核患者禁用。

（6）血小板缺乏有出血病倾向者禁用。

（7）装有心律调整器者禁用。

（8）孕妇不建议使用，可能使胎儿发育过快。

（9）闭塞性脉管炎，重度动脉硬化均不宜做远红外线疗法。

（10）禁止在心前区应用红外线照射。

 ## 什么是光量子血液治疗机？

激光医学理论表明，在一定波长范围内，波长越短激光穿透力越好，脂肪和水对光的吸收越少，而红细胞吸收得越多。传统激光治疗疾病的波长较长，激光与生物细胞间的相互作用主要表现为热效应，易使局部灼伤，短波长弱激光与细胞间的作用则为击裂效应，激光光子可直接将分子链击断这是量子血管外照射治疗仪。它采用现代医学理论（黏膜下血管照射的方法）及中医学理论（经络穴位照射）进行治疗，取得了事半功倍的疗效。

 ## 光量子血液治疗机使用时应注意什么？

1. 采血前要注意患者的采血反应，密切观察采血与回输血中的反应，贮备必要的急救药物等。

2. 要注意皮肤严格消毒，光量子血疗器应一次性使用。

3. 对严重心肺功能不全者，采血与回输血液时速度宜慢。

4. 偶有暂时性发热、发冷、口干、嗜睡及轻度头晕不良反应的报道。

5. 禁忌证：卟啉沉着症型的色素代谢障碍者禁用。

 ## 什么是电动牵引装置？

牵引疗法是康复方法之一。用特制的牵弓滞和装置，对人体某部位进行牵拉练习。目的是增大椎体间隙和椎间孔，解除神经根的压迫和椎动脉的扭曲，缓解肌肉痉挛，使凸出的椎间盘复位。常用的有治疗颈椎病的颈椎牵引、腰椎间盘突症的骨盆（腰椎）牵引以及改善和增进四肢关节功能的功能牵引。如果依照关节来分，牵引可分为脊椎或四肢关节的牵引。在临床上，脊椎牵引较常被使用；而脊椎牵引中，又以腰椎牵引及颈椎牵引最为常见。

电动牵引装置使用时应注意什么？

（1）接通电源，查看仪器使用情况是否正常。

（2）严格按照医生建议的牵引强度、牵引时间、牵引方式进行使用。

（3）在牵引过程中可能引起头胀、头晕、眼花、恶心等症状。出现以上症状时，应停止牵引、卧床休息或及时到医院就诊。

（4）初次牵引可适当减少牵引强度和牵引时间。

（5）严重高血压、心脑血管疾病和哮喘病患者，应在医生指导下控制病情后方可使用。

（6）脊柱畸形患者、骨质疏松患者慎用。

（7）使用后记得关闭仪器电源。

禁忌证至少应包括以下内容：

（1）脊柱手术后的患者。

（2）脊柱肿瘤、结核病患者。

（3）脊柱严重畸形患者、严重骨质疏松患者。

（4）牵引区骨折、脱位，需要严格固定者。

（5）局部皮肤破损及有出血倾向、感染的患者。

（6）孕妇。

什么是防打鼾器？

防止打鼾器由框架和软体球组成，其中弹性的框架为 U 型，其两端分别固定有软体球，使用时用两手拿框架将其扩展开，把软体球插入两个鼻孔，既可扩张鼻腔呼吸通道，按摩鼻腔内软组织，使呼吸通畅，又可抑制鼾声、提高睡眠质量、确保身心健康。

 ## 防打鼾器使用时应注意什么？

1. 使用心脏起搏器患者禁用。

2. 孕妇或者患有心脏疾病的患者未经医生许可或指示前提下不能使用。

3. 急性病或是传染病的用户请在得到医生指示的前提下使用。

4. 有严重的皮肤病或过敏性皮肤病的患者请勿使用。

5. 皮肤肿胀、损伤或是炎症的用户请勿使用。

6. 患有心脏病的用户请在医生的指示下使用。

7. 请不要放在口、眼、面部及头上。

 ## 什么视力训练仪？

视力训练仪通过训练眼球内外旋能力来锻炼眼部肌肉，使两眼视轴不停地运动来训练主导视力的三种肌肉——睫状肌、眼外肌、虹膜肌。通过协同锻炼来缓解以上肌肉的麻痹僵直状态，使其强壮和灵活，从而提高眼肌的调节能力，最终达到物体在视网膜上清晰成像，起到恢复视力的目的。

 ## 视力训练仪使用时应注意什么？

1. 使用时严禁站立和走动，以免发生碰撞，造成意外。

2. 严禁中途直接将仪器从头上取下。

3. 仪器备有低电量警报功能，使用期间，如果电量过低，仪器会自动关机。

4. 电池充电时间切勿多于8小时，充电完成后要取下充电器，拔去电源插头。

5. 因各人身体存有差异，若感觉左右眼刺激力度不对称，属正常现象，不影响功效。

6. 如果使用者身体内有植入式电子装置，如心脏起搏器，切勿使用仪器。

7. 仪器禁止与高频手术设备同时使用，以免互相干扰。

什么是弱视治疗仪？

弱视是指眼部无明显器质性病变或者有器质性改变及屈光异常，但与其病变不相适应的视力下降和不断矫正或矫正视力低于0.9者均为弱视。可以发生于一眼或两眼。弱视治疗仪已经从单一色光功能（红光闪烁、蓝光光刷及栅格片光栅治疗仪）发展成具有多功能的综合治疗仪。弱视治疗仪可以分为家用弱视治疗仪系列、医用弱视治疗仪系列、同视机系列、弱视遮盖眼贴、弱视珠子、四孔灯。

斜弱视治疗仪的使用方法是什么？

1. 接通电源，按下开关，指示灯亮，即进入治疗程序。在进行治疗时，眼睛贴近眼罩。

2. 双眼弱视者可同时开左、右灯进行治疗（需双眼视力相近），单眼弱视，选择治疗，同时要遮盖住健眼。

3．后像亮、灭约1分钟，红光闪烁6分钟治疗完后，用针笔，穿插动物图形视力插板孔，先从骆驼头部开始，按顺序插至恐龙的尾部结束，需家长监督。

4．在进行红光治疗时，轻度患者用慢频率治疗，重度患者用快频率治疗，按下速度开关即可。

5．每天早、晚各一次，每次两遍，20天为一疗程。

特定电磁波治疗机的功能是什么？

电磁波治疗仪俗称"神灯"，其核心部件TDP治疗板是经特别选定的30多种元素作为涂层制成的。在温度的作用下，能产生出带有几十种元素信息、能量的电磁波，对生物体具有广泛综合的生物学效应。

电磁波治疗机使用时应注意什么？

1．使用治疗器之前必须检查机械部分，确定支臂能长时间支撑辐射头。

2．皮肤感觉迟钝的患者、老人和儿童要小心使用应在常人的监护下进行治疗。

3．辐射距离不宜过近，否则容易发生皮肤灼伤（如发红或起水疱）或误触辐射头而被烫伤；也不宜过远，以免影响疗效。安全照射距离一般为30cm，时间位每次30～60分钟。也可根据患者病情每日可照射1～2次，7～10天为一个疗程，作为保健治疗也可长期性使用。

4．治疗时不要直接照射眼睛，必要时可用湿纱布遮盖眼部，加以保护。

5．电磁波治疗仪配用的单相三线插头，必需接好地线，以确保使用安全。用后即关闭电源。

6．要防止强烈震动、受潮，注意保护板面。

7．治疗仪的辐射器表面温度很高，在使用中或在尚未冷却的情况

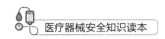

下，千万不可人为地接触任何物质。

8. 辐射头左右方向转动时，不可大于120°，避免损坏导线。

9. 电磁波治疗仪应避免在强电磁辐射环境下使用。

10. 不能在易燃易爆空气环境中及空气中充满化学微粒的区城中使用。

11. 不能在空气湿度很高的地方使用，例如浴室等。

12. 电源插座应注意接地保护。

什么是上肢综合训练器？

上肢综合训练器是对患者施行上肢康复训练和运动创伤恢复的器械。包括产品性能结构件部分、组成结构件部分（上面结构件部分、上肢固定器）及驱动部分，适用于对患者施行上肢康复训练，也可用于运动创伤的恢复。

上肢综合训练器使用时应注意什么？

1. 训练前，医护人员应对器材进行空载操作检查，使其处于完好正常状态方可使用。

2. 上肢训练应在医护人员的指导下进行。

3. 患者在进行上肢训练时，需要有医护人员的陪同下进行。

4. 所有调节螺栓在调整后都应紧固牢靠。

5. 训练应遵守"循序渐进"原则，逐步增加训练时间。

什么是下肢康复运动器？

下肢康复运动器是对患者施行康复训练和运动创伤恢复的器械，产品性能结构及组成结构件部分：上面结构件部、脚步固定器；驱动部分：后面结构件部、主驱动部、前面结构件部。适用于对患者施行康复训练，也可用于运动创伤的恢复。

 下肢康复运动器使用时应注意什么？

1. 训练前，医护人员应对器材进行空载操作检查，使其处于完好正常状态方可使用。

2. 步行训练应在医护人员的指导下进行。

3. 步行训练需在坚实平整的地面上进行。

4. 步行训练以向前移动为主要方式，若进行后退步行训练必须取得医护人员同意，并采取保护措施方可进行。

5. 所有调节螺栓在调整后都应紧固牢靠。

6. 步行训练应遵守"循序渐进"原则，逐步增加训练时间。

 什么是骨科牵引器？

牵引术是骨科常用的治疗方法，骨科牵引器辅助牵引术的实施，提高牵引效果。

 骨科牵引器使用时应注意什么？

1. 牵引重量应根据患者年龄、体重、肌肉发达情况、骨折部位、移位程度，结合X线检查来决定。一般股骨牵引重量相当于体重的1/10 ~ 1/7，胫骨、跟骨牵引重量一般不超过5kg，上肢、颅骨的牵引重量一般为2 ~ 4kg。对骨折或脱位患者，牵引重量应一次加到适当最大量。一旦复位后，即应将重量减至维持重量，牵引的最初几天，每日应测量肢体长度，检查骨折复位情况，并随时调整牵引重量，以防过度牵引。

2. 下肢牵引时，应抬高床脚，充分利用患者体重做反牵引，患者健肢抵住小木箱，可以加强牵引。

3. 每日检查整个牵引装置1~2次，保持牵引绳与肢体轴方向一致。注意骨圆针是否松动，牵引绳有无障碍以及患肢血液循环情况是否正常。如发现上述问题，应及时处理。

4. 牵引期间，应鼓励患者经常进行功能锻炼，以防止肌肉萎缩、关节僵硬。

5. 骨牵引针眼处每天用酒精棉球涂擦1次。牵引时间一般为4~8周。

什么是磁共振？

磁共振是磁矩不为零的原子核，在外磁场作用下自旋能级发生塞曼分裂，共振吸收某一定频率的射频辐射的物理过程。磁共振成像（MRI）检查已经成为一种常见的影像检查方式，磁共振成像作为一种新型的影像检查技术，不会对人体健康有影响，但六类人群不适宜进行磁共振检查：即安装心脏起搏器的人、有或疑有眼球内金属异物的人、动脉瘤金属夹结扎术的人、体内金属异物存留或金属假体的人、有生命危险的危重患者、幽闭恐惧症患者。不能把监护仪器、抢救器材等带进磁共振检查室，另外，怀孕不到3个月的孕妇，最好也不要做磁共振检查。

磁共振检查什么？

1. 全身软组织病变：无论来源于神经、血管、淋巴管、肌肉、结缔组织的肿瘤、感染、变性病变等，皆可做出较为准确的定位、定性的诊断。

2. 骨与关节：骨内感染、肿瘤、外伤的诊断与病变范围，尤其对一些细微的改变如骨挫伤等有较大价值，关节内软骨、韧带、半月板、滑膜、滑液囊等病变及骨髓病变有较高诊断价值。

3. 胸部病变：纵隔内的肿物、淋巴结以及胸膜病变等，可以显示肺内团块与较大气管和血管的关系等。

4. 盆腔脏器：子宫肌瘤，子宫其他肿瘤，卵巢肿瘤，盆腔内包块，直肠、前列腺和膀胱的肿物等。

5. 腹部器官：肝癌、肝血管瘤及肝囊肿的诊断与鉴别诊断，腹内肿块的诊断与鉴别诊断，尤其是腹膜后的病变。

6. 神经系统病变：脑梗死、脑肿瘤、炎症、变性病、先天畸形、外伤等，为应用最早的人体系统，目前积累了丰富的经验，对病变的定位、定性诊断较为准确、及时，可发现早期病变。

7. 心血管系统：可用于心脏病、心肌病、心包肿瘤、心包积液以及附壁血栓、内膜片的剥离等诊断。

做磁共振检查前应注意什么？

1. 磁共振设备周围（5米内），具有强大磁场，严禁患者和陪伴家属将所有铁磁性的物品及电子产品靠近、带入检查室。这些物品包括：所有通信类物品；各种磁性存储介质类物品；手表、强心卡及其配贴；掌上电脑、计算器等各种电子用品；钥匙、打火机、金属硬币、刀具、钢笔、针、钉、螺丝等铁磁性制品；发夹、发卡、眼镜、假眼、金属饰品、不明材质的物品；易燃易爆品、腐蚀性或化学物品；药膏、膏药、潮湿渗漏液体的用品等。病床、轮椅等不准进入磁体间。

2. 体内安装、携带以下物品及装置的患者（包括陪伴家属），被视为磁共振检查的禁忌，不能进入磁体间，否则有生命危险。包括：心脏起搏器、除颤器、心脏支架、人工心脏瓣膜、动脉瘤术后金属夹；植入体内的药物灌注装置、植入体内的任何电子装置、神经刺激器、骨骼生长刺激器、其他任何类型的生物刺激器、血管内栓塞钢圈、滤器、下腔静脉滤器、心电记录监护器、金属缝合线；体内有子弹、碎弹片或铁砂粒等；骨折手术后固定钢板、钢钉、螺丝；人工假肢或关节、阴茎假体、助听器、人工耳蜗、中耳移植物、眼内金属异物、义眼、活动假牙、牙托及头面部植入物等。

3. 有幽闭恐惧症、怀孕患者、需生命支持及抢救的危重患者无法行

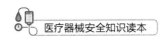

磁共振检查。有各种手术史（特别是器官移植、心肾手术史）患者及家属须于检查前特别声明，以策安全。

4. 对具有固定假牙、纹身、节育器、纹眼线、留存在体内的钛合金物体（如脊柱钛合金固定装置）等患者应于检查前通知医生，根据具体情况决定可否进行磁共振检查。

5. 做颈、胸、腰、腹、髋等部位磁共振检查的患者，应先除去有铁钩、铁扣和拉链的衣裤、内衣、化纤织物、皮带等物品及装饰物品，以身穿纯棉质料的衣裤进行检查为宜；腹部检查患者检查前3天内禁服含金属离子类药物，检查前12小时空腹，禁食水。

6. 磁共振检查属无损性检查，对人体无辐射伤害。但检查时机器噪音较大，此为正常现象，请患者做好心理准备，不要慌乱，保持绝对静止不动。

7. 盆腔部位检查时，需要膀胱充盈，请检查前不要解小便。

8. 做腹部肝、胆、胰、脾、肾等检查时，请于检查前4小时禁食；并需要患者在检查过程中保持呼吸平稳，切忌咳嗽或进行吞咽动作。

9. 检查过程中噪音很大，音量可高达82～118分贝，所以最好提前戴上耳塞。一些患者尤其是小孩子也许会受到惊吓，因此需要服用镇静剂来安静地接受检查。

什么是CT?

CT即电子计算机断层扫描，它是利用精确准直的X线束、γ射线、超声波等，与灵敏度极高的探测器一同围绕人体的某一部位做一个接一个的断面扫描，具有扫描时间快、图像清晰等特点，可用于多种疾病的检查；根据所采用的射线不同可分为X射线CT（X-CT）、超声CT（UCT）以及γ射线CT（γ-CT）等。

扫描所得信息经计算而获得每个体素的X射线衰减系数或吸收系数，再排列成矩阵，构成CT重建图像。它是根据人体不同组织对X线的吸收与透过率的不同，应用灵敏度极高的仪器对人体进行测量，然后将测量所获取的数据输入电子计算机，电子计算机对数据进行处理后，就可摄下人体被检查部位的断面或立体的图像，发现体内部位的细小病变。

 ## 使用CT设备时应注意什么?

1. 每天开机前必须检查稳压电源、空调、除湿机工作是否正常。确认电源正常后方可开机。依次打开主机电源、激光相机电源。开机结束后进入"日常检测"程序，进行球管预热和原始数据校正，完成校正后方可接诊。

2. 接诊时，核对患者一般资料，询问病史，明确检查目的和要求，制订合理的检查程序和扫描序列。

3. 进入检查室前，应要求患者除去身上检查部位金属物品、磁性物品及电子器件，向患者认真讲述检查过程，以消除其恐惧心理，争取患者的合作。

4. 检查时严格按照各部位的成像方法，力求正确、高质量地完成每例检查，获得最佳的成像效果。

5. 检查部位选择合适的防护用品遮盖重要部位，减少患者的辐射剂量。

6. 检查时，根据设备的性能，选择是否用药调节控制心率，以提高检查成功率。

7. 行CT增强扫描时，需注射含碘对比剂。该对比剂可能会使人体出现不同程度的不良反应，对于某些患者，可能引起严重的不良反应，甚至危及生命。需严格掌握禁忌证，核对患者病史，对有疑问患者需联系开单医生进行核实。检查前必须行碘过敏试验，试验通过方可进行，并需签订知情同意书。检查结束后要求患者留院半小时，以便观察迟发的过敏反应，并嘱患者离院后如出现不适，请速往就近医院诊治。

8. 完成每天的检查后，应核对每张申请单及其照片，确保无一疏漏。

9．关机时严格按照关机程序，待电脑提示整理完毕，可以关机时再关闭主机电源和激光照相电源。

做CT检查时应注意什么?

1．上腹部CT检查前患者至少禁食6小时，检查前15分钟喝温开水600~800ml充盈胃部。

2．盆腔检查时，需要急尿充盈膀胱，检查前不要解小便。

3．全腹检查时既需要禁食、喝水充盈胃部又要尿液充盈膀胱，方可完成检查。

4．为了鉴别病变为血管性或非血管性，明确纵隔病变与心脏大血管的关系，了解病变的血供情况以帮助鉴别良、恶性病变等，应行平扫加增强扫描。

5．CT增强扫描，碘过敏患者不宜做，检查前需要患者本人或亲属签署"使用碘对比剂知情同意书"。

6．一般情况下，CT对各系统绝大部分病变都可以进行检查，但对超急性期脑梗死、垂体扫描，其敏感性及效果不如MRI。对部分妇科盆腔病变，CT检查需与B超等其他检查相结合。

7．CT检查患者会受到一定量X线辐射，其射线量比一般X光检查高，故应避免过度扫描。

8．怀孕期间，一般不建议CT扫描，特殊情况的，必须经患者或其亲属知情同意。

9．腹部检查之前不能做其他造影检查，尤其不能用钡剂行消化道造影，以免肠内残留的造影剂形成伪影，影响CT图像质量，从而导致误诊。

10．如为高危患者病情需要一定要做检查的，必须有主管医生在同意书上签名，检查全程陪同，随时抢救。

11．两次注射碘对比剂增强间隔时间必须大于7天，则两次增强检查不可以在1周内进行。

12．MRI增强注射钆和CT增强注射碘禁止在同一天进行，即上述两项检查不能同一天完成。

13．有生育意愿男女检查后，建议3个月内暂避孕，以利优生优育。

14．哺乳期妇女检查后，定时挤掉乳汁，至少24小时后方可哺乳。

15．一般患者检查前后，嘱其大量喝水，禁食者则给予大量输液，利于水化造影剂排出。

16．CT设备要做好日常保养及质控和计量检测，保证各指标在正常范围。

17．经常检查设备间温、湿度环境、设备接地情况、开机质控以及定期执行模体校正，按年度完成第三方的计量检测，确保设备的运行指标。

18．由于CT设备属于放射类设备，需要配合上级环保及疾控管理部门做好辐射防护工作，保护好操作者及受检患者。

 ## 什么是ECT?

ECT发射型计算机断层扫描仪是一种利用放射性核素的检查方法。ECT成像的基本原理：放射性药物引入人体，经代谢后在脏器内ECT外或病变部位和正常组织之间形成放射性浓度差异，探测到这些差异，通过计算机处理再成像。ECT成像是一种具有较高特异性的功能显像和分子显像，除显示结构外，着重提供脏器与病变组织的功能信息。

ECT的显像方式十分灵活，能进行平面显像和断层显像、静态显像和动态显像、局部显像和全身显像。还能提供脏器的多种功能参数，如时间–放射性曲线等，为肿瘤的诊治提供多方位信息。主要用于甲状腺癌、骨骼等部位肿瘤的检查，尤其常用于骨转移性肿瘤的检测，对一些较易发生骨转移的癌症。如乳腺癌、肺癌、前列腺癌、食管癌等，即使没有骨痛，也可做术前或术后检查，以期早期发现转移灶。

ECT检查操作时注意什么?

1. 操作注意事项

（1）要经常检查UPS运行状况，保证设备的电子控制电路连续通电，以保证探头成像的稳定性。

（2）定期执行QC程序，对设备进行校正，确保显像质量。若QC测试未通过，及时联系维修工程师解决。

（3）更换准直器时要按规程严格执行，认真检查探头与晶体准直器之间不能有异物。

（4）开机时，注意按设备操作手册要求的开机顺序依次开启整套设备，系统需预热30分钟后使用。若机架长时间断电后需开机24小时后方可使用。

（5）检查前认真核对患者信息，嘱上机前排尿。根据申请项目选择合适的采集程序、采集参数进行显像检查，并核对患者已注射的放射性药物及注射时间，确保与申请单一致。

（6）检查时按采集程序要求嘱患者取正确体位，并根据情况适当对患者进行约束，保证患者安全。

（7）检查过程中不得离开操作台，需时刻监控患者及设备状态，保证患者安全；遇紧急情况，按下紧急制动按钮，按应急预案撤离患者，重新检查设备安全状态后方可继续执行。

（8）接近患者时穿戴铅防护服，减少受照辐射剂量。

（9）根据经验随时观察在线处理的图像，若有异常，及时联系诊断医师和维修工程师处理。

（10）检查结束后，尽快将采集信息上传至处理工作站。

（11）对诊断过的患者的资料存入光盘或磁光盘保存，核对无误后再从硬盘中删除其数据。

2. 行ECT检查随显像部分及模式不同需要有不同的注意事项：

（1）脑血流断层显像：检查前1～2天，患者尽量停服扩脑血管药，以增加检查的灵敏性。注射显像剂前30～60分钟应遵医嘱口服过氯酸钾，以封闭脉络丛及甲状腺，减少干扰。注射前后5～10分钟，患者尽量休息，减少声光刺激，卧床休息保持平静并戴上眼罩及耳塞直到注射显像剂后10分钟左右。检查过程中头部不能移动，以保证图像的真实性。

（2）心肌灌注显像：检查前一天应停用硝酸甘油、硝酸异山梨酯、地奥心血康等药物。如行运动负荷试验者最好在前两天停用普萘洛尔、普罗帕酮、美托洛尔、维拉帕米等药物。进行心肌药物负荷试验者应于24小时前停用潘生丁、多巴酚丁胺及氨茶碱等药物。在检查的过程中应保持呼吸平稳，以减少膈肌运动对心肌显像的干扰。安装心脏起搏器者应告知医生，以供影像分析参考。

（3）全身骨显像：注射显像剂后的2小时内尽量多饮水500ml以上，检查前排空小便，如有尿液污染衣裤、皮肤，应擦洗皮肤及更换衣裤后方可检查；有植入金属假肢、假乳房的应告知医生所植入的部位；检查前两天不宜做钡餐、钡灌肠等检查，以免钡剂滞留于肠道影响影像观察。

（4）肾小球滤过率测定：尽可能前三天停用利尿药，如氢氯噻嗪、呋塞米等。检查前30分钟饮水300ml左右，检查时排空小便。

（5）检查过程中不得离开操作台，需时刻监控患者及设备状态，保证患者安全；遇紧急情况，按下紧急制动按钮，按应急预案撤离患者，重新检查设备安全状态后方可继续执行。

（6）接近患者时穿戴铅防护服，减少受照辐射剂量。

（7）根据经验随时观察在线处理的图像，若有异常，及时联系诊断医师和维修工程师处理。

（8）检查结束后，尽快将采集信息上传至处理工作站。

（9）对诊断过的患者的资料存入光盘或磁光盘保存，核对无误后再从硬盘中删除其数据。

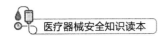

什么是PET-CT?

PET-CT全称正电子发射计算机断层显像，将最高档PET扫描仪和先进螺旋CT设备功能的一体化完美融合，由PET提供病灶详尽的功能与代谢等分子信息，而CT提供病灶的精确解剖定位，一次显像可获得全身各方位的断层图像，具有灵敏、准确、特异及定位精确等特点，可一目了然地了解全身整体状况，达到早期发现病灶和诊断疾病的目的，临床主要应用于肿瘤、脑和心脏等领域重大疾病的早期发现和诊断。

PET-CT的出现是医学影像学的又一次革命，受到了医学界的公认和广泛关注，堪称"现代医学高科技之冠"。

 PET-CT操作和检查时应注意什么?

1. 操作注意事项

（1）要经常检查UPS运行状况，保证设备的电子控制电路连续通电，以保证探头成像的稳定性。

（2）定期执行PET及CT两部分QC程序，对设备进行校正，确保显像质量。若QC测试未通过，及时联系维修工程师解决。

（3）开机时，注意按设备操作手册要求的开机顺序依次开启整套设备，系统需经完全预热后方可使用。

（4）检查前认真核对患者信息，根据申请项目选择合适的采集程序、采集参数进行显像检查，并核对患者已注射的放射性药物及注射时间，确保与申请单一致。

（5）检查时按采集程序要求嘱患者取正确体位，并根据情况适当对患者进行约束，保证患者安全。

（6）检查过程中不得离开操作台，需时刻监控患者及设备状态，保证患者安全；遇紧急情况，按下紧急制动按钮，按应急预案撤离患者，重新检查设备安全状态后方可继续执行。

（7）根据经验随时观察在线处理的图像，若有异常，及时联系诊断医师和维修工程师处理。

（8）穿戴好铅防护服，减少受照辐射剂量。

（9）检查结束后，尽快将采集信息上传至处理工作站。

（10）对诊断过的患者的资料存入光盘或磁光盘保存，核对无误后再从硬盘中删除其数据。

2. 检查注意事项

（1）在检查前24小时患者不能喝酒、不要做剧烈的运动、不要长时间运动，最好保证是清淡饮食。

（2）携带好患者的相关资料：比如CT片、磁共振片、B超、病理报告、肿瘤标志物等各种检验报告。

（3）显像检查进行前，被检者人员在注射显像药物后应该保持安静、不要走动，还要尽量避免与人交谈，可以饮用少量清水。

（4）检查前6小时开始禁食、禁饮含糖饮料和禁静脉滴注葡萄糖注射液，可引用少量清水；糖尿病患者正常用降糖药，以免因血糖过高而影响检查时间及效果。

（5）进入检查室时，受检查者应该除下身上所戴金属饰物和手机等。

（6）由于正电子显像药物，如FDG为非特异性显像剂，诊断时需结合其他影像及检验结果综合评判，剔除假阳性。

（7）检查后尽量多喝水，以利于18F–DG（注射的示踪物）的代谢，尽快排出体外。

（8）检查后10个小时内请不要接触孕妇或者儿童。

 放射科有哪些检查设备？

放射科具有医用普通放射设备：包括X线透视机、普通X线照相机、数字遥控胃肠X线造影机、CR、DR、移动式X线机（移动DR）等。随着放射影像技术的发展，现代医院的普放类设备逐渐向DR型发展。

做放射检查时应注意什么？

1. 请将您的疾患史及现有症状详细告知检查医师。

2. 勿佩戴金银首饰，如耳环、项链等。

3. 勿将硬币、钢笔、打火机等小件物品放在衬衣口袋，避免伪影。

4. 检查时请穿棉质衣服，衣服上不能印有花纹及饰品，女性请取下文胸。

5. 检查完后请勿在照片室内逗留，避免过多摄入放射线。

什么是DSA？

血管造影机又称数字减影血管造影机（digital subtraction angiography）简称DSA，是通过电子计算机进行辅助成像的血管造影方法，应用计算机程序进行两次成像完成的。在注入造影剂之前，首先进行第一次成像，并用计算机将图像转换成数字信号储存起来，注入造影剂后，再次成像并转换成数字信号，两次数字相减，消除相同的信号，得到一个只有造影剂的血管图像。临床主要应用于冠心病、心律失常、瓣膜病和先天性心脏病的诊断和治疗。

DSA使用时应注意什么？

1. 开关机注意事项

（1）开机后系统将会进行自检。自检期间，请不要操作机器。待机器完全开启后，再行操作。

（2）请勿在使用系统后立即关闭其电源。应先让X线球管冷却数分钟（尤其是在大量使用后）后再关机。

（3）检查是否可安全关闭系统（即扫描床上没有患者）。

2．防止碰撞

（1）在三维旋转、XperCT检查时，务必注意机架和床面不要与周围物体发生碰撞（如铅帘、显示器吊架、电缆等）。

（2）在三维旋转，XperCT检查时，应嘱咐患者保持不动，防止与患者发生碰撞。

3．采集及透视中注意事项

（1）选择合适大小平板探测器视野。

（2）平板探测尽量贴近患者。

（3）多应用遮光器及半透明遮挡板，减小散射，提高图像质量。

4．图像质量欠佳时需检查

（1）Procedure选择是否正确。

（2）导管起始位置是否合适。

（3）遮光器位置。

（4）半透明遮挡板位置。

（5）平板探测器是否贴近患者。

（6）患者是否合作（术前对患者进行教育很重要）。

（7）造影剂：浓度（有否稀释）、用量、温度。心脏造影建议用碘浓度＞350mg。

（8）注射器参数：速率、总量。

 DSA检查时注意什么？

数字减影血管造影（DSA）对脑血管病诊断不失为一种行之有效的诊断方法，由于它是一种创伤性检查，所以对脑血管病不应作为首选或常规检查方法，需要掌握好适应证和禁忌证，并做好有关准备工作。

1．造影前3～4小时禁食，腹部DSA应彻底清肠。

2．碘过敏试验，IVDSA应做循环时间测定。

3．应用镇静剂，5岁以下及不配合的患者应全身麻醉。

4. 患者在造影术中保持静止平躺，配合医生手术。

5. 患者在造影术后保持平躺8小时，期间术侧腿不能弯曲。

什么是钼靶？

全称乳腺钼靶X线摄影检查，又称钼钯检查，是目前诊断乳腺疾病的首选和最简便、最可靠的无创性检测手段，痛苦相对较小，简便易行，且分辨率高，重复性好，留取的图像可供前后对比，不受年龄、体形的限制，已成为公认的乳腺癌临床常规检查和乳腺癌预防普查的最好方法之一，对发现早期癌变，提高乳腺病变诊断符合率和患者的生存率做出贡献。

钼靶检查使用时应注意什么？

使用注意事项如下：

1. 使用该设备需由经过培训，具备资格的人员操作。

2. 应定期清洁、保养。

3. 保证机器的接地完好，检查前对患者有可能直接接触的外部电路要进行再检查。

4. 球管长期不用后再使用时必须进行球管预热。

5. 检查前要检查压迫器的完好性，压迫乳腺时，动作要轻柔，尽量减轻患者的不适。

6. 选择摄影条件时，要首先了解患者的生理期及触诊情况。

7. 检查室应准备急救物品。

8. 如患者需要注入对比剂，应先做过敏实验，检查过程中如发生过敏反应，应就地急救，并报上级及相关科室。

9. 如发生电击伤事故，应启动应急预案。

什么是骨密度仪?

骨密度仪是测定人体骨矿并获得各项相关数据的医疗检测仪器，骨密度仪以双能X线方式测试的结果较准确，是国际卫生组织（WHO）采用的骨密度金标准。双能X线骨密度仪可对骨骼的矿物质进行测量、评估，临床上应用于早期诊断骨质疏松及对骨折危险度的预测。

 骨密度仪检查时应注意什么?

1. 设备只能由经过正规培训、具有操作资格的技术人员使用。

2. 使用机器前，请充分了解机器的操作规程。

3. 请勿在气压、温度、湿度超出允许范围的环境中使用、保存机器。

4. 使用及保管场所应保持通风良好，避免日光直射，防止含有灰尘和腐蚀性的空气的侵蚀。

5. 设备要摆放在距墙20cm以上的位置。

6. 请确认机器的连接状况，尤其是确认机器接地良好。

7. 机箱内有高压发生器和控制电路，打开机箱罩壳可能导致对人体的电击伤害，未经过专门培训的使用及维修人员，不允许打开机箱罩壳。

8. 此设备为独立使用设备，如与其他设备一起使用，有可能会造成相互的电磁干扰或不能正常工作。

9. X射线设备若使用不当，有可能对人体造成伤害。为使设备在使用中充分发挥其性能，达到满意的效果，在操作中应正确地掌握技术要点，以便在X射线辐射尽量降低的情况下能得到最佳诊断效果。

10. 设备使用前做好有关准备工作，无必要时不要进行放射。

11. 设备操作者应注意防护，否则其受到的伤害将更大。

12. 每天操作人员在开始检查前应做好质量控制。

13. 如果您想更换打印机及其他设备请确保它们符合标准要求。

14. 用后请切断电源。

什么是直线加速器？

医用直线加速器是生物医学上的一种用来对肿瘤进行放射治疗的粒子加速器装置。目前国际上，在放射治疗中使用最多的是电子直线加速器。该设备利用具有一定能量的高能电子（由电子枪灯丝发出）与大功率微波的微波电场相互作用，从而获得更高的能量，在加速管中进行直线加速到一定速度，电子直接引出，可做电子线放射治疗，若调节模式使电子打击重金属靶，产生韧致辐射，发射X射线，可做X线放射治疗。

 直线加速器治疗时应注意什么？

1. 放疗患者注意事项

（1）放疗期间保证体表标志线（或照射野）清晰，保持皮肤干燥，不能随意擦洗体表标志线（或照射野）及照射野十字中心。

（2）照射时不要紧张，不能随意移动身体。在治疗中如有不适请随时示意。

（3）治疗结束时不能自己下治疗床。

（4）开始治疗后通过监视器全程观察患者在治疗中的变化，患者如有不适应及时终止治疗，先将患者安全移出治疗室，及时与主管医生联系，记录有关参数备查。

（5）如机器发生故障中断治疗，应及时告知患者，确保患者安全离开治疗室，记录有关参数汇报相关负责人或维修人员。

（6）治疗结束机器归零，治疗床尽量放低位，让患者下床穿好衣服，必要时帮助患者。

2. 放疗途中的注意事项

（1）在做治疗体位的验证工作和执行放疗计划前必须确认机架角在运行过程中不能碰撞患者或治疗床，以防发生安全事故，否则只能进机房完成摆位。

（2）当调出一个照射野计划时，必须仔细核对相关的治疗参数后才能开机治疗。

（3）对于多中心放疗计划的患者，必须确认调出的放疗计划与治疗摆位的照射野中心（治疗部位）相符后才能开机治疗患者。当一个中心的放疗计划完成后，调出下一个放疗计划时，必须进机房将患者的治疗部位更换到当前的照射野中心。否则会造成多照射或少照射的安全事故。

（4）如在治疗途中机器出现异常现象，应立即通知维修工程师或物理师处理，不得擅自处理，否则会造成数据库的数据丢失。

3．注射系统注意事项

（1）导管和接头的额定压值必须符合注射器的要求。

（2）一次性用品不能重复使用，否则可能导致交叉感染。

（3）一次性用品用过之后应妥善废弃处理。

4．放射治疗系统及设备的安全管理

（1）放射治疗工作间、机房内等应注意烟火、饮食，特别要注意水、汤等液体不要不小心进入电脑键盘或电脑里面，清洁时注意不要使用湿的物体来擦机器，防止水进入设备内。

（2）注意软件安全，慎用外来的软盘和光盘等移动存储介质，计算机内杀毒软件要定期更新，禁止在专用服务器或工作站上安装非专业软件，安装软件要由网络管理员或者服务商专门的工程师来完成。

（3）严禁随意更改机器系统设置，严禁随意插拔设备上的电源线和信号线。

（4）设备故障时，应及时通知工程技术人员或者网络管理员维修，严禁随意更改、调试。

（5）确认UPS可靠有效（UPS要定期放电），防止设备突然断电，工作结束后要关闭设备，切断电源，服务器要有专用房间，有专人负责，主要由物理室人员负责。

（6）对各级操作人员设置权限，各司其职，工作站设置权限，专人专用，专机专用。

（7）数据定期备份，备份数据要妥善保管，由物理室组长负责。

（8）操作每台设备时应严格按每台设备的操作规程来做。

（9）存放设备时要注意安全，使用时要小心，防止被盗和损坏。最好是放在柜子里并加锁，实行专人专管，定期清点设备并检查其工作性能。

（10）注意防火防盗。下班时，关闭每台设备的电源；关闭好门窗，由最后下班的人员负责。

体外循环及血液处理设备

 ## 什么是透析机？

血液透析机分为血液监护警报系统和透析液供给系统两部分。血液监护警报系统包括血泵、肝素泵、动静脉压监测和空气监测等；透析液供给系统包括温度控制系统、配液系统、除气系统、电导率监测系统、超滤监测和漏血监测等。其工作原理是：透析用浓缩液和透析用水经过透析液供给系统配制成合格的透析液，通过血液透析器，与血液监护警报系统引出的患者血液进行溶质弥散、渗透和超滤作用；作用后的患者血液通过血液监护警报系统返回患者体内，同时透析用后的液体作为废液由透析液供给系统排出；不断循环往复，完成整个透析过程。

透析机是用来为慢性或急性患者进行血液透析，它可在家庭、小型诊所和临床血液透析中心使用。

 ## 血液透析机使用时应注意什么？

1. 如果将不包含在附件中的其他设备连接到血液透析仪上，允许渗漏电流就会有危险。

2. 当血液透析仪工作时，不要在其附近运转发射电磁波的仪器或设备（如步话机、无线CB发射装置等），因为这些设备会造成血液透析仪工作故障。

3. 只有适合于进行血液透析的水才能供血液透析仪使用，水的质量必须符合血液透析AAMI标准即1981年制订的RD5第3.2节的规定。

4. 保证操作血液透析仪所需的进水压力、透析液浓缩液提供压力、温度和流速的数值在安全范围内。

5. 在安装和操作血液透析仪时必须遵守有关防止水回流至供水网络以级排水与污物连接间的空气间隙的国家标准的规定（如德国的VDE0753，第4部分）。

6. 每次治疗前，必须进行规定的功能检查。

7. 日常的维护保养结合机器说明书操作，同时需要定期检测。

8. 每月做一次细菌培养，要求细菌数<200cfu/ml。

血液透析患者在透析过程中应注意什么?

1. 透析前

放松心情，消除恐惧，积极面对疾病。为避免交叉感染，透析室不允许陪护进入，患者进入透析室必须更换透析室专用拖鞋或穿鞋套，治疗前须先称体重，测血压、呼吸、脉搏，以便医生根据生命体征情况实施治疗方案。患者在透析治疗单上签字后，须将透析治疗单带到透析单元。门诊患者要带上蓝色病历夹，住院部患者还要带上病房医生开具的透析联系单。门诊患者根据需求，需自带的物品有绷带、降压药物，容易低血糖者还应带上糖果、饼干等食物，插管患者应携带百多邦软膏。每次透析前一天应洗澡，更换舒适、干净、宽松的衣裤，如有增减衣物，须准确称量所增减衣物的重量，以便医生为您设置正确脱水量。

2. 透析中

刚开始透析时采用多次短时透析，逐渐过渡。原则上第一次2小时，第二次3小时，以后逐渐增加到4小时。对初次透析的患者一般会缓慢加大血流量，以便逐渐适应，减少综合反应。经过1~2周诱导后可进入规律透析（每周3次为宜）。

治疗过程中如有恶心、呕吐、头晕或头痛、抽筋、胸闷、胸痛、冒冷汗、皮肤痒、腹痛、背痛等不适反应，应及时告诉医务人员，以尽快给予处理。

每周一或周二为血透室集中促红素注射日，每月初为血透室集中尿激酶封管周，请患者将药物带到血透室。

患者在透析过程中尽量不饮水进食，因为：

（1）进食或饮水，容易使食物或水呛入气管而发生呛咳、窒息。

（2）食物中含有的果核、骨头等可能会损伤患者。

（3）进食时体位转动，身体活动度大，可能会牵拉透析管路，造成针头或管路脱落，引起血肿和大量血液丢失。

（4）最重要的是进食时循环系统中的血液会集中到消化系统，导致大脑等重要器官血液灌注不足，产生头昏、心慌等低血压症状。因此进食水最好在透析前或透析后。如有饮水，最好使用有量度的水杯，以便计算在透析中的饮水量，在透析后能更好地计算实际脱水量。

3. 透析后

透析结束后须缓慢起床，防止发生直立性低血压。测量血压与体重，并告知医生。需要注意的是透析后称体重时穿的衣服必须和透析前一致。内瘘患者根据自己情况放松压迫的绷带，如在路途中有渗血情况，应立即按压穿刺点及近心端0.5~1cm处，以不出血且可以摸到血管震颤为宜。24小时内保持穿刺点的干燥，穿刺点愈合后也可以在其周围涂抹一些软化血管和疤痕的药。在家中应自备体重秤，随时掌握自己的体重变化。

动静脉穿刺器使用时应注意什么?

适用于临床上血液透析时的血管穿刺。

1. 使用注意事项

（1）单次使用，切忌重复使用。

（2）取出穿刺器前，检查包装是否完整，如有破损或鲁尔帽缺失，请勿使用。

（3）为保证血液再循环率，动静脉穿刺点间距离需≥15mm。

（4）穿刺器应被保存在原始的包装箱内，保持清洁、干燥、凉爽的储存环境（5~30℃，湿度20%~80%）。

（5）请在有效期内使用，本着"先进先出"的使用原则。

2. 使用方法

（1）消毒穿刺区域。

（2）穿刺器从包装取出时，观察鲁尔帽是否松动，穿刺器针尖形态是否完好，有无变形，用肝素溶液预冲针管。

（3）选择合适的穿刺区域，止血带放置于穿刺点上方，穿刺时，保持针尖斜面向上。

（4）建议先做动脉穿刺，再做静脉穿刺，每次穿刺，都应保持夹子打开，鲁尔帽关紧，针尖与皮肤呈25°~40°。

（5）固定穿刺器，连接血液循环管路。

 透析管路使用时应注意什么?

又名"置换液管"，用于血液透析滤过和血液滤过模式的治疗。

1. 使用注意事项

（1）包装及产品如出现破损或异常时，请不要使用。

（2）血液透析过程中，如果发现从管路连接部分漏液或吸入空气，请停止使用并更换新的血液管路。

（3）在血液泵上安装泵管时，如有扭曲、松弛、错位，会导致泵管破损。

（4）从硅胶栓处采血或注入药液时，请使用直径小于（或等于）0.8mm的针管。

（5）使用过程应由专业人员实施和监护，本品仅供一次性使用，用后销毁。

2. 操作规程

将置换液管插入置换液口上，并用小兰把手杆压住后按Start/Stop键将血滤管绕进血滤泵内关泵门再长按Start/Stop键，冲洗排气安全导管包括A、V两侧支小管，然后连接V壶短管上（后置换时，连接处要固定完好可用胶布缠紧），后再顺着将管卡于机器两处固定槽内。

 ## 什么是透析器？

透析器主要利用半透膜的原理，将患者的血液与透析液同时引进透析器，两者在透析膜的两侧呈反方向流动，借助膜两侧的溶质梯度、渗透梯度和水压梯度。以达到清除毒素和体内滞留过多的水分，同时补充体内所需的物质。

 ## 透析器使用时应注意什么？

1. 使用注意事项

（1）透析器仅供单次使用。再次使用将对患者和操作者造成危害。清洗溶液和消毒剂可损伤外罩、灌封材料和透析膜。

（2）建议在体外循环中引入抗凝剂。抗凝剂的性质、剂量和用法应由责任医师开具处方（例如：最初肝素推注剂量2000IU，然后采用持续剂量1000IU/h，直至治疗的最后一小时）。

（3）由于透析膜的高透水性，透析器必须与能精确控制液体体积的血液透析装置一起使用。

（4）仅在单位包装完整、密封盖密封及透析器无损的情况下使用。

（5）透析器在有效期结束后不得使用。

（6）每台透析器在离厂前都进行完整性检查，万一发生血漏则必须
　　　更换透析器。

2. 操作规程

（1）治疗开始将透析器置于垂直位。将静脉与动脉血管分别与透析
　　　器的上下端口进行无菌连接。透析液管连接器的入口与透析器
　　　的上端连接，出口与下端连接。根据附带于设备的说明，填充
　　　透析器（没有必要翻转透析器）。建议开始治疗时使用非袋装的
　　　ONLINEplus.（启用量：500ml）。也可在回流模式下将管路用等
　　　张的0.9%氯化钠注射液（例如500ml的袋装盐水）充满，并排除
　　　空气。确保管路中的空气完全排除。

（2）患者连接连接动脉端回路管到患者的血液循环，允许血液流入
　　　回路管及过滤器（建议泵设置为约100ml/min），连接静脉端回路
　　　管到患者的血液循环。

（3）调整到所希望设定的参数。

（4）根据所用血透机的操作说明书，在结束治疗时进行血液再输
　　　注。建议使用非袋装的ONLINEplus.，也可使用等张的0.9%氯化
　　　钠注射液（例如500ml的袋装盐水）进行再输注。血液应被完全
　　　输注。

 血滤器使用时应注意什么?

具有高通透性的透析器，可清除炎症介质和细胞因子。

1. 使用注意事项

（1）透析器仅供单次使用，再次使用将对患者和操作者造成危害。清
　　　洗溶液和消毒剂可损伤外罩、灌封材料和透析膜。

（2）建议在体外循环中引入抗凝剂。抗凝剂的性质、剂量和用法应由责任医师开具处方（例如：最初肝素推注剂量2000IU，然后采用持续剂量1000IU/h，直至治疗的最后一小时）。血液凝固以标准的凝血时间测试监视。

（3）由于透析膜的高透水性，透析器必须与能精确控制液体体积的血液透析装置一起使用。

（4）仅在单位包装完整、密封盖密封及透析器无损的情况下使用。

（5）透析器在有效期结束后不得使用。

（6）每台透析器在离厂前都进行完整性检查，万一发生漏血则必须更换透析器。

2. 操作规程

（1）预冲透析器于垂直位置放置。分别将动脉和静脉血路与透析器低位和高位接口无菌连接。将透析管路与透析器高位透析液入口及低位透析液出口连接。透析器预冲请参照透析机说明书（不需要旋转透析器）。推荐使用ONLINEplus.做无袋预冲（预冲体积：500ml）；也可使用等张0.9%氯化钠注射液填充血液隔室并在循环模式排气（例如500ml）。需确保血液隔室排气完全。

（2）患者连接连接动脉血路到患者的血液循环，允许血液流入血路管路和透析器（泵速大约100ml/min），连接静脉血路到患者。根据需要的设定调节治疗参数，需监控患者的体重。

（3）HDF及HF稀释后建议事项如果血液中水含量减少太多（例如过滤液流速过高），体外循环凝固的风险便会增加。因此建议必须维持适当的血液含水量在一定的安全范围内。

（4）终止。

（5）根据透析机使用说明在透析完毕时进行血液再次灌输。推荐使用ONLINEplus.做无袋程序，也可使用等张0.9%氯化钠注射液再灌输（例如500ml），需确保血液再灌输完整。

什么是血液灌流器?

血液灌流器主要应用于急、慢性药物中毒,尿毒症中分子毒素吸附,肝病及免疫领域致病因子的吸附。应用方式有单独的血液灌流模式、血液透析联合血液灌流模式及血浆分离吸附模式。

一次性使用血液灌流器(以下简称灌流器)具有相对特异性吸附终末期肾病(ESRD)患者体内中分子毒素的能力,联合血液透析治疗能够减轻患者并发症症状,提高其生活质量。

本产品由吸附剂、柱体、网架、过滤网、密封垫、吸附帽、吸附盖及填充液组成,采用高压蒸汽灭菌方式,为一次性使用。

 ## 血液灌流器使用时应注意什么?

1. 产品使用必须符合医疗部门相关操作规范及相关法规的要求,仅限于经培训的医务人员使用。

2. 产品使用前,必须严格按照要求进行预冲。若不进行预冲,可能导致溶血、凝血等现象。

3. 预冲时,一旦发现流出的液体呈现浑浊或存在漂浮异物等异常情况,禁止使用。排气时,禁止使用硬物敲打罐体,以防损坏罐体。

4. 本产品对糖具有微量吸附作用。当患者体质较弱,营养不良或低血糖时,必须选用5%葡萄糖500ml进行预冲,以免发生不良反应。

5. 严禁在高浓度肝素0.9%氯化钠注射液预冲后直接引血上机,以免引起血路中的蛋白质沉淀。

6. 灌流时应严密观察患者体温、脉搏、血压以及呼吸的变化,尤应注意灌流初期由于血容量减少引起的血压下降,须做好相应的预防措施,当患者血压骤降时应终止灌流。

7. 在治疗过程中,须严密观察,禁止空气进入患者体内。一旦发现,应立即终止灌流,必须立即采取妥善处置,否则会形成气栓。

8. 个别患者在治疗过程中可能会出现寒战，这与多于血容量过低或环境温度过低有关，应对症处理，须特别注意是否发生凝血现象。环境温度过低时，应进行保温处理。

9. 当患者出现异常症状（如胸闷、恶心、呕吐、寒战）时，请按医嘱对症妥善处理。对有反应性及过敏症患者，须密切观察体征，及时对症处理。

10. 抗凝剂的给药剂量应视患者个体情况由精通血液净化的医生指导使用。

凝血常导致动脉压升高，将影响灌流效果，导致凝血的主要原因包括肝素用量不足、血流量不足、环境温度低，应对症处理，必要时须更换另一支灌流器继续灌流，严重时需要中止治疗。

 ## 什么是血浆分离器？

膜型血浆分离器的产品性能结构及组成本产品由容器、中空纤维（聚乙烯）、血液口、血液口用盖、血浆口用盖、O形环及粘合剂（聚氨酯树脂）构成，容器内填充生理盐水。多采用醋酸纤维素膜、聚甲基丙烯酸甲酯膜或聚砜膜所制成的空心纤维型分离器。将患者的血液从血液入口导入，通过中空纤维内侧向血液口流出，由血液流量产生的中空纤维内侧和外侧的膜间压差，使血液中的血浆向中空纤维的外侧流出。

 ## 血浆分离器使用时应注意什么？

1. 需医师认可和监测的患者

（1）以下患者要在医师认可时方可使用：婴儿、儿童、低体重患者、妊娠患者、有严重疾病患者、血小板数少的患者。

（2）以下患者要随时进行监测：有或可能有过敏反应既往史和有过过敏反应的患者；有炎症反应、变态反应、过敏症反应或感染等导致免疫功能亢进的患者。

2．使用前注意

（1）本产品要在掌握对象患者状态的医师指导下使用。

（2）本产品禁止适应证以外目的的使用。

（3）本产品为塑料制品，所以在搬运、操作时要避免震动和撞击。

（4）为防止使用本产品时对患者的污染、感染，要避免不洁的处理方法。

（5）当确认本产品的主体或包装（灭菌袋等）有破损和异常或填充液漏泄等异常时，请不要使用。

（6）充填液冻结时或推测其冻结时，请不要使用。

（7）要用规定的清洗方法清洗本产品后使用。清洗中出现异常时，应停止清洗，更换新产品。

（8）要做好血压急剧下降时的应急准备，准备好补液、升压药等药剂及人工呼吸器等。

（9）本产品使用前后或用中使用药剂时，要在充分阅读其说明书等的基础上使用。

（10）操作开始前及开始后，确认回路的连接部位等有无漏泄。

3．使用时注意

（1）避免本产品使用中出现异常症状、体征、血液流速、血浆分离速度及膜面积等，要根据患者状态设定参数。

（2）在治疗中为防止溶血，本产品的最高使用TMP要在8kPa（60mmHg）以下状态使用。

（3）本产品使用中万一出现以下异常时，要确保患者安全，采取中断治疗或更换产品继续治疗等妥善的处置。

（4）产品出现由于血液泄漏、溶血、中空纤维破损、血液凝固、堵塞等会导致循环压力升高等的异常。

（5）在治疗中要经常监测患者的状态（体温、脉搏、呼吸数、血压、凝固时间等），出现异常时要减慢血液流速或停止治疗。并且要

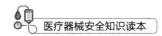

经常监测入口压、出口压、血液流速、抗凝剂注入量等。

（6）治疗时抗凝剂的用法、用量等要根据各患者状态决定。

（7）治疗及返血操作时，不要让空气进入患者体内。

（8）本产品使用中有时出现暂时的白细胞增加，但临床意义不明。

4. 使用后注意

本产品由于处理的是血液，使用后要避免血液所造成的污染，按照产业废弃物取缔法规及医疗废弃物处理指导方针等，充分处置后，要和一般废弃物进行区别处理。

什么是腹膜透析机？

腹膜透析机包括加热器、输液泵、控制系统，其主要技术特征在于加热器与人体之间设置输液泵，在驱动输液泵的电机上设置流量控制器，是通过空气压缩泵，将腹膜透析液按照设定剂量注入患者腹腔，滞留一定时间后再自动将其引流的交换设备。通过腹膜透析机器，取代人工操作，减轻患者和护理人员的换液操作负担，提高腹膜透析患者的生活质量。

腹膜透析机操作规程是什么？

1. 开始

（1）设置治疗参数，检查无误后，开始治疗。

（2）将腹透液放置在加热板上。

（3）从包装袋中取出管路，准备安装：将6个管夹全部夹紧，装好卡匣式管路，装好管路整理板，卸掉引流管1的拉环，连到废液收集器上，按确认键，洗手做准备。

（4）把使用的所有透析液袋与管路相连，把与红色管夹的管路2相连的腹透液袋放置在加热板上，松开管夹。

（5）把其他透析液袋放置在操作台上，把连接着液袋的所有管夹及患者端管路6的管夹松开。

（6）检查并确认所有腹透液与管路连接。

（7）管路排气7分钟。

（8）管路排气完成后，关上患者端管路6的管夹。

（9）把患者端管路6与患者外接短管连起来，确认连接后，打开患者端管路6的管夹。

（10）零周期引流，开始治疗。

2. 结束

（1）治疗结束，点击▼按钮，确认零周期引流量、总脱水量及平均留腹时间，记录治疗结果。

（2）关闭所有管路上的管夹，断开连接。分离管组与患者，卸下卡匣式管路，更换新的碘伏帽。

（3）出现关机提示后，关闭电源，操作结束。

 腹膜透析管使用时应注意什么?

用于腹膜透析治疗的液体灌注，使用注意事项如下：

1. 一次性使用，切忌重复使用。

2. 管路1~6为从右至左排序：①引流管；②加热带管（红色管夹）；③补充袋管1（白色管夹）；④补充袋管2（白色管夹）；⑤最末袋管（蓝色管夹）；⑥患者端管路（白色管夹）。

3. 如包装破损或尖端保护帽脱落，请勿使用。

4. 如疑有污染，根据主治医师的指示进行正确操作。请勿在管路上应用过氧化氢、酒精或含有酒精的杀菌剂。

5. 请勿在此腹透机的患者管路上连接两个以上的延长管路。

6. 任何一个不使用的溶液管路及不使用的排出口上的夹子必须保持关闭。

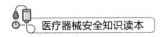

体内植入物

 什么是心脏起搏器？

　　心脏起搏器是一种植入于体内的电子治疗仪器，通过脉冲发生器发放由电池提供能量的电脉冲，通过导线电极的传导，刺激电极所接触的心肌，使心脏激动和收缩，从而达到治疗由于某些心律失常所致的心脏功能障碍的目的。起搏器可成功地治疗缓慢性心律失常，也开始应用到快速性心律失常及非心电性疾病（如预防阵发性房性快速心律失常、颈动脉窦晕厥、双室同步治疗药物难治性充血性心力衰竭等）。

 心脏起搏器的基本功能有哪些？

　　现在心脏起搏器种类繁多，起搏模式转换和多传感器技术已成为起搏指令系统的一部分，起搏器的检测和诊断功能能力也不断提高。就其基本功能来说，可概括为三个方面。

　　（1）心脏起搏治疗心动过缓：较多用的已从较早的VVI单腔起搏发展到更具生理性的起搏模式（如DDDR双腔起搏和频率应答自适应起搏）的转变。

　　（2）心脏复律与除颤：植入性心律转复除颤器（ICD），不仅对已确诊的恶性室性心律失常患者有治疗价值，而且还可以为即使没有确诊的心律失常病史的心脏性猝死高危患者提供预防性一级保护。当代的ICD具有高度可靠性和可程控性，并具有现代起搏器的所有功能。

　　（3）心脏起搏治疗心力衰竭：与起搏器或ICD相结合的双心室起搏（心脏再同步治疗，CRT），已成为治疗重症心衰的一个重要方法。

安装心脏起搏器后应注意什么?

安装上一个质量可靠的心脏起搏器后，患者立即转危为安，心脏就会按事先设置的合乎患者生理需求的频率和脉冲发放序列进行搏动，生活质量明显提高。但尽管如此，仍不能放松警惕，要注意以下几点:

（1）因心脏起搏器是一个精密度高的用软件调控的电子器件，虽然心脏起搏器的设计已考虑到抗电磁干扰的影响，但处于高压线、强电磁场、发动机附近等情况，仍可能会对起搏器发生大的影响而影响起搏功能，因此不要在以上场合下工作或生活。

（2）心脏起搏器不能与硬物碰撞，否则会损坏起搏器而失去正常功能，造成险情。

（4）安装心脏起搏器后一定要遵照医嘱避免剧烈活动，以防导管电极发生脱位等情况导致需要再次手术。

（5）术后及术中要注意避免切口污染，术后医师会给患者用药以防感染。

（6）患者在安装心脏起搏器后的第一周，应尽量卧床休息，向左侧躺，并减少右上肢过度的伸展活动。安装心脏起搏器手术时的皮肤切口处，要保持清洁无菌，每日换药1次，且不要使伤口受到挤压。一般在手术7~9天后，伤口可以拆线。伤口愈合以后，也要保持清洁，并防止磨损，若发现伤口处的皮肤红肿或呈紫红色，需及时到医院进行检查。

（7）患者在安装心脏起搏器后的第2周，可以随意起床活动，并注意观察起搏器的起搏功能，如无异常情况便可以出院。

（8）患者出院后应每隔1~3个月到医院找专科医生登记、检查一次。检查的项目应包括心电图检查、Holter检查（24小时动态心电监护）以及心脏起搏器的各种工作参数的测试。必要时应对心脏起搏器进行调整。

（9）心脏起搏器的电源一般可以工作10年以上，在使用期间不会突

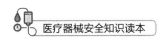

然停止工作。如安装心脏起搏器多年后，一旦出现起搏频率逐渐下降时，应及时到医院更换起搏器。

植入人工晶体后应注意哪些问题?

1. 使用注意事项

（1）思想上要重视，不能放松警惕，认为手术后就万事大吉了，人工晶状体植入眼内毕竟是个异物，有时也能产生一定的并发症，故应加强观察，注意保护，以免导致严重后果。

（2）人工晶体植入术后，应注意术眼有无疼痛，人工晶状体位置有无偏斜或脱位，眼前节有无炎症渗出，虹膜及瞳孔是否发生黏连等。

（3）术后每周去医院检查1次，包括视力、人工晶体及眼底情况。1个月后遵医嘱定期复查。

（4）术后3个月应避免剧烈运动，尤其是低头动作，避免过度劳累，防止感冒。

（5）术后1个月内每日数次滴用激素及抗生素眼药，并且遵医嘱滴用作用较弱的扩瞳眼药，以防止瞳孔粘连。对长期滴用激素类眼药者，应注意眼压情况，避免产生激素性青光眼。

（6）保持大便通畅，少吃刺激性食物，忌烟酒，多吃水果及蔬菜。

（7）人工晶体植入术后3个月应到医院常规检查，并做屈光检查，有屈光变化者可经验光后配镜加以矫正。一般1个月后可参加正常的工作和学习。

2. 使用指南

单件式后房人工晶体，由晶体主体和支撑部分组成，由PMMA材料制成。像质：在标准盐溶液里模型眼系统中测量，MTF不小于0.43（100lp/mm处）；MZ60MD屈光度范围为+3.0D ~ -3.0D，MZ60PD屈光度范围为-4.0D ~ -10.0D，其余型号的人工晶状体屈光度范围为+4.0D ~ +34.0D。在标准盐溶液中测量：（410nm～1100nm）平均透过率≥90%，透过率10%处波长≥375nm，紫外光谱透过率<10%；经环氧乙烷灭菌，一次性使用。

 配戴角膜接触镜应注意哪些问题？

1．使用注意事项

（1）配戴角膜接触镜应到正规医院验配、定期复查、随时自查。

（2）配戴角膜接触镜务必严格按照正规要求和方法进行配戴，正确使用护理相关用品。

（3）配戴角膜接触镜期间出现任何不良反应，务必立即取下镜片并及时与医师联系到医院就诊。

（4）配戴角膜接触镜期间患者若出现与戴镜无关的眼疾或其他全身性疾病，也应立即停止使用，并即刻就医治疗，待医师确认治愈后，方可恢复使用。

（5）角膜接触镜戴镜状态下，配戴者应绝对避免对眼部的撞击，如不慎发生，应立即取下镜片并找医师进行检查，确认无碍后再恢复正常使用。

（6）任何角膜接触镜都有一定的使用寿命，要根据医师建议定期更换，避免引起严重并发症。

（7）配戴角膜接触镜期间不可随意使用未经专业医师处方的眼药。

（8）风沙、粉尘或其他污染环境下不要戴镜，游泳时不能戴镜。

（9）特殊职业人员如警察、消防人员等验配要慎重。

（10）配戴角膜接触镜期间出现任何不明白、不确定的事情要及时与专业医师联系。

2．使用指南

（1）戴镜前准备

①剪除过长的指甲。

②在洗手池中放只洗手盆以防止镜片被水冲走。

③用肥皂（黄色透明洗衣皂）洗净双手两遍，尤其是接触镜片的手指更应反复冲洗。

④在操作台面的镜子前放一块干净的白毛巾，以免镜片脱落后划损。

（2）戴镜

①将镜片从镜盒中取出后用凉开水冲洗干净，凹面向上放在右手食指指尖。

②用左手指拉开上下眼睑，手指的位置应放在内、外眦角的中间并紧贴眼睫毛根部，以确保角膜完全暴露。

③双眼注视前方镜子，右手食指把镜片对准角膜，轻轻把镜片放在角膜中央。确认镜片已戴在角膜正中后慢慢松开拉眼睑的手指，可闭眼适应3秒左右。若将镜片戴在球结膜处时，用吸棒及时将镜片吸出，冲洗后重新戴镜。按上述操作将镜片戴于另一只眼。

④每次戴镜后将镜盒里的护理液倒掉并用热水烫洗、消毒，将镜盒扣放在餐巾纸上晾干待下次使用。

⑤角膜塑形镜应在睡前配戴，并保证每天戴镜时间为8~10小时。

（3）摘镜

①用透明皂充分洗手。

②先在镜盒中倒入少许护理液准备放镜片。

③摘镜前将舒润液点入双眼后眨眼，待镜片在角膜上滑动后取镜。

④将眼睑拉开完全暴露角膜，将吸棒对准镜片的偏外或略偏下方，完全接触到镜片后，将镜片吸出。切记不可垂直在角膜中央处直拉镜片，以免损伤角膜。

⑤将摘下的镜片用护理液或清洁液清洗，再用冷开水冲洗后凹面朝上置入镜盒，再添加护理液将整个镜片完全浸没，盖紧镜盒。每天镜片浸泡要6~8小时。

⑥用后的吸棒可用凉开水冲洗，擦干，吸棒盒保持干燥，以免

滋生细菌。

 安装血管支架后应注意哪些问题?

1. 使用注意事项

（1）患者应坚持服药，注意自我观察。支架手术后，常常需要服用较多种类和数量的药物，如果发生皮肤或者胃肠道出血、疲乏无力等症状，应带上出院总结和所服用药物的资料尽快去医院就诊。支架患者如接受其他治疗、需要停用所服用药物时，需要与心脏科医生商议后决定。

（2）要定期检查，包括检查血压、血糖、血脂、血黏度等。如果这四项指标不能保持在较好水平，患者在半年左右就会面临复发危险。如原有高血压、糖尿病和脑血管病的话，更要重视原发病的治疗和定期检查。即使没有原发病，也要每2~3个月复查一次，如果指标高于正常范围，就要积极采取治疗措施，进食低盐、低脂饮食，多食用有机蔬菜水果及粗粮。

2. 使用指南

目前，大部分是通过桡动脉进行穿刺，然后送入导丝，再顺着导丝送入导管；将导丝撤出，送入带导丝的球囊，对狭窄的血管进行初步扩张；撤出球囊，将带有球囊的支架再次送到狭窄的位置，扩张球囊，将支架扩张并固定在血管狭窄的地方；撤出球囊，重新造影，观察放入支架后的血管，撤出导管，对伤口进行加压止血。

 使用胆道支架后应注意哪些问题?

1. 使用注意事项

（1）肝门部胆管肿瘤、肝内多级分支胆管受侵引流范围极为有限者慎用。

（2）检查前禁忌：检查前禁食4～6小时。

（3）患者乳有不适的情况要及时告诉医生，积极配合医生的要求。

2. 使用指南

胆道支架引流术（ERBD），可有效缓解恶性胆道梗阻患者的病情，对无法手术根治性切除的恶性胆道梗阻患者，内镜下放置胆道支架是最佳的首选方法，其创伤小、并发症少。

先行ERCP（逆行性胰胆管造影），了解梗阻的部位和狭窄长度，在导丝引导下用胆道探条扩张管扩张狭窄处，选择合适的内引流支架，并将远端置于十二指肠乳头外肠道内，同时为保证内支架通畅，3个月左右必须进行更换。

植入人工关节应注意的问题是什么？

1. 人工关节为植入物产品，仅限一次性使用，不得二次使用。

2. 多公司的髋关节假体不得混合使用。

3. 不同种材料的产品不得配伍使用。

4. 不锈钢材料的假体不得与其他金属材质的假体共同植入人体，否则会引起电化学腐蚀，影响假体的使用寿命并危害身体健康。

5. 使用前应检查包装完整性并核实灭菌有效。灭菌有限期在产品的包装上有明确规定，请在灭菌有效期内使用，超过灭菌有效期的产品严禁使用。在使用前，要确保包装的密闭以及完好无损，如果包装破损，则关节部件要被视为受污染品，并且不允许使用。

6. 产品名称、规格等描述内容见产品标签。

7. 产品的包装打开后，应把产品标签和患者病历一起保存。

8. 当产品表面被破坏时，如出现严重化划痕或者磨损，可能会造成耐腐蚀性能等指标的降低，应严禁使用；当产品受到外力，产品外形出现明显变化时候，其内部性能可能会出现变化，应严禁使用。

9. 不允许对产品的任何塑形或改制。

10. 植入人体后，在进行诸如MRI、CT等影像检查时，产品本身不会受到影响，但需要临床单位对产品使用人和影像设备进行评估。

11. 医生应明确告知患者产品可能产生的排异反应，并对患者的功能锻炼提供指导。

12. 产品可能产生的不良反应：由于受力较大或者其他原因导致的假体松动或下沉；金属离子引起的过敏会排异反应；磨屑造成的骨吸收。

13. 应力、感染、磨损等因素可能导致假体的松动。

14. 产品的使用受一定条件下的严格控制，需注意临床使用要求。患者的自身条件可能影响植入物的性能。

植入人工瓣膜手术后应注意的问题是什么？

人工瓣膜置换手术后头三个月是克服手术创伤、康复体质的重要阶段，应注意以下事项。

1. 继续按时服用医生所开的各种药物，常用的药包括抗凝药、强心利尿药、抗心律失常药等。

2. 学会自己调整服用抗凝药物的剂量。由于个体差异，每位患者需要的抗凝药剂量有所不同，出院时医生已经初步摸索出患者的抗凝剂量，出院后应定期化验，进一步调整好自己的抗凝剂量。

3. 预防感染，尤其呼吸道炎症、牙周炎、皮肤疖肿、泌尿系统感染等，一经发现应及时控制。对不明原因的间歇或持续性发热，不可乱投医，乱用抗生素，应及时就医，以免延误治疗。

4. 手术后应保持适当的活动量，以便在心功能恢复的同时，增强体质，提高生活质量。其活动量应注意量力而行、循序渐进，以不引起心慌气短为宜，不可整日卧床静养。

5. 安排好自己的修养生活，保持精神愉快，心情舒畅，乐观自信。

6. 饮食方面不忌食，注意增加营养，补充蛋白质和维生素，不宜吃太咸的食物。心功能较差的患者应限制饮水量，不宜进食大量稀饭和汤类以免液体入量过多，增加心脏负担，对抗凝药物治疗有影响的食物（如菠菜、胡萝卜、猪肝等）应注意不可过多或长期食用。

7. 术后3个月应到医院进行一次详细检查（包括体检、心电图、胸部X光片、超声心动图等），根据结果调整用药，做出今后生活和工作的健康指导。

 ## 植入人工耳蜗应注意的问题是什么？

1. 使用注意事项

（1）出院后会继续口服3天抗生素，可以恢复正常饮食。

（2）术后2周内不宜洗头，但手术1周后可用热毛巾擦头部伤口以外的部位，术后2周内洗澡时用浴帽保护头部。2周后及以后洗头时不要用指甲搔挠人工耳蜗植入体部位，可以用手掌或指肚粘洗发液轻轻摩擦，避免头皮被指甲挠破。

（3）避免感冒等可能引起感染的因素，避免剧烈活动及植入体部位被碰撞，一旦被撞后可以查看是否头皮肿胀及装置是否工作正常，如有异常可及时和医护人员联系。

（4）一般术后3～4周进行首次开机调试，可以和调机师联系具体时间。开机后1个月内，大概每周调机一次；开机2～3个月内，每2周调机一次；开机3～6个月内，每月调机一次；一般通过4～5次的调机就可以效率很好，但需要患者配合调机人员。

2. 使用指南

手术采用全身麻醉，手术切口前给予静脉滴注抗生素。植入电极后进行电极阻抗测试和神经反应遥测（NRT），内耳畸形等特殊病例使用EBAR监测和面神经监测。手术径路多数采用面隐窝进路，一般采用耳后切口。

切口分为两层，表层为皮肤及皮下组织，深层为颞筋膜及肌骨膜瓣。整个皮瓣向后翻开，暴露乳突区骨皮质，用电钻于乳突后上方颅骨表面制作接受刺激器骨床。行单纯乳突切除术，暴露砧骨短脚，以此为标志开放面隐窝，于圆窗龛前下方打开耳蜗鼓阶。将接受刺激器入位骨床，将刺激电极插入耳蜗鼓阶，参考电极置于颞肌下的颅骨表面。对耳蜗畸形（如Mondini畸形、共同腔畸形）及耳蜗骨化的病例手术方式做相应的变通。手术并发症主要包括伤口感染、皮瓣坏死、面瘫、脑膜炎和电极脱出。少数耳蜗内埋植电极者手术后有轻度的眩晕感，数日内多自行消失。

急诊抢救设备

 什么是电动洗胃机？

电动洗胃机是医疗单位、急救中心等抢救食物中毒、服毒患者以及手术前洗胃的新一代洗胃设备，它具有清毒彻底、出入液量平衡、操作简单、节省人力物力、减少并发症发生的优点。

 使用电动洗胃机时应注意什么？

1. 在洗胃过程中，如发现有食物堵塞胃管，造成不吸水、不出水或水流减慢，可瞬时按"手冲"键或"手吸"键，直至水流通畅后，再按"自控"键继续洗胃。

2. 在"自控"洗胃内，必须注意观察排污口状况。

3. 严禁无液体时开机操作，以免烧坏水泵。严禁同时按两个以上的键，以免烧坏溶丝管。

4. 洗胃过程中要注意观察患者的面色、呼吸、脉搏、血压、瞳孔的变化。

5. 洗胃过程中还要观察洗胃液入量与出量是否均衡，洗出液体的颜

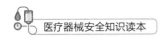

色、气味。

6. 对昏迷患者洗胃宜谨慎，应去枕平卧头偏向一侧，以免分泌物误入气管。

 什么是除颤监护仪？

除颤监护仪一种急救设备，广泛用于医院、机场、学校等场合，主要对象是心律不齐、房颤、室颤等短时即可致命的心脏类疾病。除去除颤的基本功能之外，除颤监护仪还附加了许多心电、血氧饱和度、无创血压等人体生命循环方面的监测功能，称之为除颤监护仪。现在一般业内把带有除颤功能的设备统称为除颤监护仪。

 除颤监护仪使用中应注意哪些问题？

1. 根据患者适用证，选择同步除颤或非同步除颤，并根据不同的机型，按照仪器操作手册的提示选择能量。

2. 除颤操作时应使电极板与皮肤充分接触并施以一定的压力，确保接触良好。

3. 体外除颤最好使用导电膏，以使电极板与患者皮肤有良好的接触（超声耦合剂与导电膏性状相近，但性质不同，所以不能用超声耦合剂代替导电膏，以免造成接触不良），如果使用盐水，应在电极板上包上纱布，并注意防止盐水过多导致短路。

4. 除颤操作时严禁使用酒精，以免造成患者灼伤；每次使用后彻底除去电极板上的导电膏并保持电极板的清洁，要及时对机内蓄电池进行充电。

 什么是无创呼吸机？

无创呼吸机又称持续气道正压通气（continuous positive airway pressure，CPAP）的英文缩写。CPAP在临床上用于治疗睡眠呼吸暂停综合征（SAS）及相关疾病，这些疾病可引起的血氧饱和度下降、交感神经张力增高、副交感神经张力下降、血液二氧化碳浓度升高、pH降低以及胸内负压增高，严重影响各种重要脏器功能，特别是脑功能、心血管功能。

 无创呼吸机使用时应注意什么？

1. 随时检查呼吸机是否处于正常、面罩是否漏气，随时询问患者是否有腹胀、胀气，并及时报告医生处理各种异常情况。

2. 擦痰或者需要卸下面罩操作时的具体操作如下：关闭开关，解开一侧固定带，打开开关，检查面罩是否漏气，呼吸机是否正常工作，观察SpO_2变化。

3. 经常检查胃管是否在位，尤其是在挪动面罩时，注意勿牵拉出胃管（因面罩与胃管相连，一旦不注意，胃管容易脱出）。

4. 保持两根细管子随时在螺纹管上方，以减少积水。

5. 若螺纹管中有积水，可将管中积水轻轻向储水罐中抖动，使其流入储水罐中。

6. 每4小时向两根细管子内充气，具体操作如下：准备一无水氧气瓶，开至10L/min，关闭电源开关，卸下一细管子和连接面罩的螺纹管，将连接氧气的管子对准细管子充气，同样的方法，充另一个细管子（动作要快）；充气毕，立即接好管道，打开电源开关，检查呼吸机是否处于正常工作状态，关闭无水氧气瓶（期间密切观察SpO_2变化）。

7. 随时检查呼吸机光标是否在上下跳动，如果光标固定不动或上下浮动小，提示管道可能有堵塞，需冲管道。若管道充气后光标跳动无改变，应立即报告医生。呼吸机上的光标是压力支持的标志，若不亮或上下浮动小，表示细管子管腔内压力过大，此时患者也会有不适主诉。

8. 密切观察患者的生命体征，尤其是SpO_2变化，防止窒息。

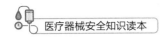

降温毯的功能是什么？

降温毯是内部循环水流制冷后，通过传导散热达到降温效果的新的降温仪器，用于各类高热患者的降温处理，是一种新的治疗方法。降温毯是属于我国二类医疗器械，降温毯在医疗机构临床使用环境下，通过控制毯子温度，具有对人体进行物理降温的功能，可达到辅助调节人体温度的目的。

降温毯使用过程中应注意哪些问题？

1. 冰毯机准备：使用前检查水箱、冰毯是否漏水、漏电，正确连接电源、导水管及传感器。使用时冰毯铺于患者肩部至臀部，不要触及颈部，铺单层床单。同时使用冰帽时，双耳及后颈部垫上干薄毛巾或棉垫，以免发生冻伤。

2. 密切监测生命体征、意识状态、瞳孔反应及肢体活动情况。如发生寒战、面色苍白和生命体征变化时应立即停止使用，报告医生及时处理。

3. 保持皮肤清洁干燥及床单元整洁，每小时翻身拍背1次，避免低温下皮肤受压，局部循环不良产生压疮。

4. 口腔护理2次/天，擦洗时动作轻柔、细致、避免损伤黏膜，口唇干裂时涂植物油或甘油。

5. 保持呼吸道通畅，充分给氧，及时清除呼吸道分泌物。气管切开的患者，充分气道湿化，雾化吸入2次/天，防止呼吸道黏膜干燥。

6. 加强营养，给予高热量、高维生素、高蛋白、低脂肪、易消化饮食。

什么是高压氧舱？

高压氧舱是各种缺氧症的治疗设备，舱体是一个密闭圆筒，通过管道及控制系统把纯氧或净化压缩空气输入，舱外医生通过观察窗和对讲器可与患者联系，大型氧舱有10～20个座位。

氧气是由血液携带的，氧气进入到肺里就会立刻溶解到血液中，溶解的过程就像将一勺白糖放到水中很快就被溶解了。正常人的血液中所溶解氧气量与环境压力有关系，氧气容易进入到红细胞中并随红细胞移动而运输，溶解在血里的氧很少却非常重要。因为红细胞携带的氧气比溶解到血中的氧气高几十倍，所以正常人能满足运送氧气的吸氧量。经过多次实验后得出结论：人在高压氧舱中溶解在血液中的氧随着氧舱的压力增高而增加，在2个大气压的氧舱里吸纯氧后溶解在血里的氧气增加了14倍，而在3个大气压下就增加了21倍。

高压氧舱适用于以下疾病：煤气、硫化氢、沼气等有害气体中毒，脑血栓、脑出血、脑外伤，神经炎、脉管炎，糖尿病坏疽、难愈合的溃疡，胎儿发育不良、新生儿窒息，急性气栓症、减压病、高原病，突发性耳聋、美尼尔综合征、眩晕症。与普通吸氧相比，高压氧的力度更大，效果更好，能够直接利用氧量解决缺氧问题，高压氧还具有抗菌等效果。

高压氧舱治疗时应注意哪些问题？

1. 患者须经高压氧科医生了解病情和做完相关检查后，方可进舱。

2. 严格按规定时间进舱治疗，过时不候。

3. 进舱前应排空大、小便，将个人物品放在指定的储物柜内，贵重物品自己保管好。

4. 严禁带入火柴、打火机、手机、MP3、电动玩具、汽油等易燃易爆物品，不得带钢笔、手表等物品进舱。

5. 进舱后听从医务人员的安排和指导，熟悉吸氧面罩及通信装置的正确使用方法。

6. 严格遵守高压氧安全规则，不得在舱内喧闹，不得擅自扳弄舱内设备，以确保治疗安全。保持舱内整洁，不准随地吐痰和乱扔果皮纸屑。

7. 在加、减压过程中，不断做好耳咽管的调压动作，如升压时捏鼻鼓气、吞咽、打哈欠、开合口腔等，如有耳痛且经过调压动作不能消除者，应立即报告操舱工作人员。

8. 治疗中出现任何不适，应及时报告，听候医生处置；治疗后病情有何变化，出舱后应向医生反映。

9. 减压过程中严禁屏气，注意保暖。

10. 感冒、发热、腹泻、月经期等经医师同意暂停进舱治疗。

口腔科设备

 ### 使用牙科椅应注意的问题是什么?

1. 在操作牙科椅的过程中，确保在整个所能移动到的行程范围内，不得有能够触及的物品存在。

2. 及时排除过滤减压阀内的积水。

3. 及时清洗或更换水过滤器芯。

4. 进行直接控制牙科椅的升降操作时，必须持续按住控制键，直到所需位置。

5. 调节头架位置后，必须确认头架锁定后方可使用。

6. 更换电器元件时，必须切断电源。

7. 对机器进行保养和清洁时必须及时切断电源。

8. 牙科椅在安装好后，不要随意移动牙科椅，以免影响正常使用。

9. 牙科椅使用时，对与患者口腔有接触的牙钻手机，强吸头等进行134℃灭菌，以免造成交叉感染。

10. 经过培训的人员，禁止随意使用牙科椅，以免出现错误操作。

11. 牙科椅的维修必须由经过培训的专业维修人员进行维修。

12. 老年人、小孩、智力障碍者和精神病患者一定要有专人监护，避免其操控牙科椅或从牙科椅上摔下造成不必要的伤害。

13. 在明知或应当预见牙科椅可能对患者或医护人员造成伤害的情况下，禁止使用牙科椅。

14. 患者不能随意操作牙科椅。

15. 用户选用高，低速手机及其附件（车针、刀头等）时，应选用有资质的生产厂家，最好选用获得医疗器械注册的产品。

16. 牙科椅的压力表（进水压力、进气压力、水瓶压力、手机压力）应当半年校正一次。

17. 吸唾头为一次性使用，不能重复使用。

18. 用户选用吸唾头时，应选用有资格的生产厂家的产品。

19. 牙科椅停用后，手机管和排水管应消毒灭菌后，才能回收循环利用。

20. 牙科椅停用后，电路板及电子元件的处理应符合用户当地的法律和法规。

21. 牙科椅的气源必须是干燥、无油的压缩空气。

22. 安装使用2个月后，必须对牙科椅的各连接螺栓进行检查（如靠背安装板、连接管与牙科椅连接处、连接管与治疗机连接处、牙科椅底板连接处等），如有松动必须立即进行紧固。以后每隔半年检查一次。

23. 牙科椅的最大负载为1750N，其中有400N为额外附加的急救负载。

24. 如长时间不使用牙科椅，应切断用户水、气、电源，并排出设备内的余水、余气。

什么是医用洁牙机？

洁牙机是通过超声波推动洁牙器，将震动着的洁牙器工作头伸入口腔、松动菌斑、牙垢和细小的牙石和牙齿的粘合，打碎牙齿表面的污物，同时不断用水冲洗，去除牙齿表面的牙结石，完成洗牙。洁牙机利用机械作用、温热作用、化学作用达到洁齿、美齿、保健的效果，同时可以促进

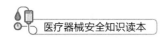

血液循环，抑制牙齿炎症和牙龈出血，防止牙龈萎缩。

医用洁牙机使用中应注意问题是什么?

1. 按产品安装步骤正确安装产品，操作者正对机器，水量开关调至最大。

2. 按下主机上的电源开关。

3. 按需要选择合适的工作尖，用限力扳手将其拧紧在手柄上。

4. 机器正常工作时频率极快，在确保工作尖正常振动、水正常雾化的情况下，洁牙时仅需轻轻接触牙面，并以一定的速度往复运动，即可消除牙结石，且工作尖无明显发热的感觉。切忌洁牙时在局部用力过度或停留时间过长。

5. 振动强度：按需要调节振动强度大小，一般调至中等振动强度即可，也可根据患者牙齿的敏感性及牙结石硬度在临床过程中随时调整振动强度。

6. 水量调节：踩下脚踏开关，工作尖产生振动，旋转水量调节按钮使出水形成水雾来冷却手柄及清洗牙面。

7. 一般采用握笔姿势拿握手柄。

8. 临床洁治时勿使工作尖的尖端与牙面垂直接触，不可施重压，以免损伤牙体及工作尖。

9. 操作完成后，让机器在有水的条件下工作30秒左右以冲洗手柄及工作尖；取下手柄和工作尖进行消毒。

什么是牙髓活力测试仪?

牙髓活力测试仪是利用机器产生脉冲电流，对牙神经进行电刺激，同时记录牙神经对电刺激的反应值，从而来判断牙神经的活力的仪器，它最大程度地保证了医生对患者牙髓活力判断的准确性。其特点是采用干电池供电功耗小方便、机器反应速度可调。当被测试者稍感酸、麻、痛时屏幕上的数字会自动保留此数据为该牙齿的电刺激阀值，根据机器显示的数据可判断是否为死髓牙。

牙髓活力测试仪使用时应注意什么？

1. 装有心脏起搏器的患者不能使用。

2. 有金属全冠或大面积银汞充填体的牙齿不能使用。

3. 新萌出根尖未发育完成的牙不能使用。

4. 外伤3个月内的牙齿不能使用。

5. 持续性疼痛有参考价值。

6. 不能使用麻醉剂和止痛药。

光固化机（器）是什么？

光固化机是修复牙齿的口腔设备，是利用光固化原理，使牙科修补树脂材料在特定波长范围内的光波作用下迅速固化，从而填补牙洞或粘结托槽。目前临床在用的光固化机主要有卤素灯（QTH）、LED灯（LED）、等离子弧光灯（PAC）、亚激光灯等光固化机。

光固化机使用中应注意的问题是什么？

1. 首次使用该机器前，请至少充电4小时。

2. 导光棒为易碎玻璃品，严禁敲打、撞击和坠落。

3. 临床使用时，光源应直接照射在被固化的树脂材料上，防止照射位置不当，影响固化效果。

4. 必须使用厂家原配的遮光片，必须正确安装使用遮光片，有效防止蓝光对眼睛的伤害，蓝光严禁照射眼睛。

5. 请使用原配的电源适配器，其他电源适配器有可能会造成锂电池和控制电路的损坏。

6. 严禁用金属或其他导体插入到主机的充电插口内，以免造成内部电路或锂电池短路烧毁。

7. 请在凉爽、通风的室内给电池充电。

8. 严禁擅自拆开电池，否则会造成短路或电解液渗漏。

9. 严禁挤压、震动或晃动电池，严禁将电池短路，严禁将电池与金属物品放在一起。

10. 若长时间不使用机器，须将锂电池和主机分开取出另行保存。

耳鼻喉科设备

 ## 什么是耳鼻喉综合治疗台?

耳鼻喉综合治疗台集鼻内镜、耳内镜、耳显微镜、显像系统、负压正压系统等于一体，用于耳鼻咽喉疾病的诊断与治疗的工作平台。

 ## 耳鼻喉综合治疗台使用时应注意什么问题?

1. 喷枪药瓶换药时，用手指拧喷枪药瓶金属部分。喷枪堵塞时，用80度的水浸泡。

2. 吸引器每次吸引后，必须再次吸引清水冲洗。

3. 负压吸引瓶的废液达到瓶体的1/2时，需要倒掉废液。

4. 加热器不要滴进去液体。

 ## 什么是口腔内镜检查系统?

内镜图像系统是一种医疗设备，用于对耳鼻喉科患者的内腔进行内镜检查，由电脑、图像系统软件、摄像机、图像采集器、监视器、打印机、脚踏开关、台车及隔离变压器组成。

内镜检查系统使用时应注意的问题是什么?

1. 在使用过程中，尽量不要扭曲摄像头连线，存放摄像头时要把连线盘成圆圈，严禁折叠、扭曲。

2. 对于不可以进行高温高压消毒的摄像头，千万不要进行高温高压消毒。

3. 可以用环氧乙烷（ETO）气体进行摄像头的消毒灭菌，也可以采用低温等离子法对摄像头进行消毒灭菌。为了延长摄像头的使用寿命，建议使用无菌套包裹在摄像头外面，而不需对摄像头进行消毒灭菌。

什么是低温等离子治疗仪?

低温等离子治疗的基本原理是低温消融，即利用低温等离子射频的能量，以较低的温度（40～70℃）来进行组织的切除，从而避免对组织的损伤，并且能够大大减轻患者的痛苦和缩短康复周期，低温等离子消融系统近年来已经在国外耳鼻喉科领域得到了广泛应用。对鼻炎（包括慢性鼻炎、过敏性鼻炎）、扁桃体炎、中耳炎、打鼾（打呼噜）、扁桃体肥大、腺样体肥大、咽喉疾病有效率达到了90%以上。

等离子低温治疗仪不是普通的设备，该技术与微波相比，无辐射，能在血液中工作，温度更低；治疗效果与射频相比，频率、温度更低，工作更稳定，有离子液化效果；与电刀相比，血液中能切割，有冷刀切割效果，无热源损伤；与激光相比，能弧形切割，无光反射，周边损伤小，切割力强。是目前国际最具领先的治疗耳鼻喉疾病的高科技设备。

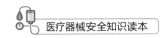

 等离子低温治疗仪使用时应注意什么？

1. 刀头电缆与主机连接头不能进水：消毒、存放、安装及使用过程中，刀头电缆与主机的连接头均不能进水，以免损坏电缆本身，同时危及刀头及主机。

2. 注意冷插冷拔：在进行刀头、脚踏、流量控制器的插、拔操作时，注意一定要在主机电源关闭的状态下进行，以免造成对刀头、主机及相关配件的损害。

3. 等离子消融手术是通过破坏鼻甲的部分血运，使鼻甲缩小，缓解鼻塞的症状。手术后会出现黏膜肿胀以及结痂，一般需要2周左右结痂脱落。

4. 建议术后注意鼻腔卫生，局部可以滴呋麻滴鼻液，如果分泌物较多，早期需要定期去医院进行鼻腔清理，防止鼻腔粘连。

 什么是全自动声阻抗听力仪？

全自动声阻抗听力仪是一种评估中耳功能及第Ⅶ对、第Ⅷ对脑神经功能状态的测试法，除能测量在中耳的传递状态，从而判断中耳病变之外，还可通过声反射对听觉功能病变作出定性定位诊断。其特点是诊断准确、清晰，主要用于听力损失患者的诊断。该设备是利用电声学原理设计而成，能发出各种不同比率的纯音，其强度可加以调节。通过测听检查不仅可以了解受试耳的听敏度，估计听力损害的程度，也可初步判断听力损失的类型和病变部位，且能记录档案，进行前后比较，为听力损失患者提供准确的诊断定位依据。

 全自动声阻抗听力仪使用时应注意什么？

1. 请保持仪器干净，尽可能不要粘上灰尘，若机器粘上灰尘时，请用软布清除。擦拭机器外壳时，请用软布蘸清水拧干后进行。

2. 化学药品或酒精容易损坏机器。

3. 机器应避免阳光直射，保持良好的散热。

4. 为避免损坏电子探头，请不要在电源开启的状态下安装或拆卸探头。

 ## 什么是听力筛查仪?

新生儿及婴幼儿听力早期检测及干预项目包括听力筛查、诊断、干预、随访、康复训练及效果评估，是一项系统化和社会化的优生工程，需要严格的质量控制。听力筛查仪就是对新生儿听力筛查，婴幼儿条件定向反射，儿童及成人听力测试，助听器验配、调校，助听器晨检，听觉康复评估，集体语训机验配调校，F助听器验配的设备。

 ## 耳声发射听力筛查仪使用时应注意什么?

1. 在测试过程中，不允许与主机连接任何外部设备（如打印机）。

2. 如果在外科手术中使用该设备，则探头和连接器不能接触包括地面在内的导体。

3. 应用其他设备（HF外科器械、心脏起搏器、除颤器及其他电刺激器）时，请不要使用该设备。

4. 在使用高频外科手术设备期间，不要使用该设备。

 ## 什么是脑干诱发电位仪?

脑干听觉诱发电位（BAEP）是一项脑干受损较为敏感的客观指标，是由声刺激引起的神经冲动在脑干听觉传导通路上的电活动，能客观敏感地反映中枢神经系统的功能，BAEP记录的是听觉传导通路中的神经电位活动，反映耳蜗至脑干相关结构的功能状况，凡是累及听通道的任何病变或损伤都会影响BAEP。往往脑干轻微受损而临床无症状和体征时，BAEP已有改变。听觉脑干诱发电位为微伏级人体生理参量，采用TI公司的DSP TMS320F2812，通过D/A与高精度运算放大器，生成听力级（HL）可调整的掩蔽白噪声与短纯音TB（tone burst）进行刺激，同时对诱发脑电进行放大、滤波，并使用TMS320F2812的A/D进行信号采集与处理，得到数字化的脑干诱发电信号，最后利用串行通信接口连接PC机，上传数据，再由PC机实现便捷的人机交互界面以及图形显示和打印。

 脑干诱发电位仪使用时应注意什么?

1. 请勿在可燃麻醉剂（气体）存在的环境下使用仪器。

2. 设备暴露在强射频环境中，会产生噪声，这些噪声可能会干扰正常测量记录的进行。许多种电气设备（移动电话）可能会产生射频场，应注意与该设备保持距离。

3. 该设备的计算机、打印机等须安装隔离变压器。

4. 与网络或调制器相连可能需要在安全和效率两者间折中考虑。使用光纤或无线连接将计算机连接到网络中。

5. 隔离站应放置在地上，隔离站应当直接与插座相连，应避免和其他隔离站一起使用延长线和插排。

6. 整个实验要在屏蔽室内进行或用铜丝网屏蔽起来，防止交流电的干扰。

7. 皮肤刺激电极也可用两片银片。将毛剃净后，在银片内面要用生理盐水湿润的棉花衬垫，保证接触良好。

8. 记录大脑皮质视觉诱发电位时，实验环境要求光线较暗，最好在暗室中进行。在进行记录前，先让患者适应半小时，以提高视觉敏感度。

眼科光学仪器

 什么是裂隙灯显微镜?

裂隙灯显微镜是眼科检查必不可少的重要仪器,由照明系统和双目显微镜组成,它不仅能使表浅的病变观察得十分清楚,而且可以调节焦点和光源宽窄,做成"光学切面",使深部组织的病变也能清楚地显现。

 裂隙灯显微镜检查时应注意什么?

1. 检查前不可用眼膏涂眼。
2. 检查时禁忌强光炫眼。
3. 一次观察时间不宜太长。
4. 如被检眼部刺激症状明显,可滴少量眼部表面麻醉药。
5. 询问被检者检查时有无不适,如有不适及时处理。

 视野计有什么样功能?

视野计是用于生理教学测定眼球视野和用于医学眼科神经做必要测定的一种眼科专业仪器。在眼科疾病的诊断和治疗中起着举足轻重的作用,视野检查是诊断和监测青光眼以及其他一些视觉、视神经疾病的基本方法。先进的视野检查为早期诊断和密切监测这些疾病的发展提供了可能,同时为成功的治疗创造了条件。

视野计检查使用时应注意什么?

1. 正确指导被检查者:被检查者的理解和合作是求得检查结果正确可靠的重要一环,因此在未检查前,要给予详细的说明并做必要的示范

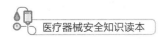

训练。

2. 患者检查前需做验光，严禁散瞳，详细了解患者的视力及屈光情况。

3. 监视固视情况：在检查过程中，检查者应始终注意被检者固视情况、眼位及头位是否正常，以了解检查结果的可靠性。

4. 刺激物移动速度不宜太快，中心视野约每秒钟1°，中周边部每秒钟2°～3°，周边部每秒钟5°。

5. 上眼睑如有干扰，尤其有上睑下垂者，使上方视野变得平坦，应提起上睑或用胶布将上睑提起固定于眉部，再检查上方视线。

 ## 同视机有哪些功能？

同视机是光机电结合的、功能齐全的大型眼科光电仪器。能用来检查人眼的同时视、融像、立体视等双眼视觉功能以及诊断主客观斜视角、异常视网膜对应、隐斜、后像、弱斜视等眼科疾病，是弱、斜视诊治的必备仪器。适用于儿童远视性弱视、近视性弱视、屈光不正性弱视、屈光参差性弱视及异常视网膜的弱视患者，对先天性白内障、眼球震颤及外伤性引起的弱视有很好的效果。

 ## 同视机使用时应注意什么？

1. 首先调好患者的下颌托、额托，令患者注视目镜中的画片。

2. 调整仪器把所有刻度盘的指针都调到0°，特别要注意垂直和旋转的刻度盘。

3. 调整下颌托的高度，使患者的眼睛正好对准同视机的目镜，也便于医生观察患者的眼球运动。

4. 目镜的距离要等于患者的瞳距，斜视患者的瞳距是双眼分别处于原位时的瞳孔距离。

5. 两只镜筒内灯光的亮度应该相等或者弱视眼前的灯稍亮一些。

6. 检查双眼视异常的患者要注意，患者的头位应该保持正直，特别是那些平时有代偿头位的患者，更要注意这一点。

7. 下颌既不内收也不上举，医生要便于观察患者的角膜映光点。

8. 如果眼镜影响医生观察患者的角膜映光点，可以用拇指稍微向上推眼镜，必要时可以摘掉眼镜，把合适的镜片插入同视机镜片槽内代替眼镜。

什么是电脑验光仪？

电脑验光仪是检查光线入射眼球后的聚集情况，它以正视眼状态为标准，测出受检眼与正视眼间的聚散差异程度的一种眼科医疗器械。验光是检查光线入射眼球后的聚集情况，它以正视眼状态为标准，测出受检眼与正视眼间的聚散差异程度。目前验光是眼视光学工作者最基础、最常用但又重要的工作之一。

使用电脑验光仪应注意什么问题？

1. 被检者的头必须放正，少眨眼，眼调节应尽量放松。

2. 每眼测量一般不少于3次。

3. 在测量过程中，显示屏出现"E"或"RR"的字样，说明测量数据的可信度小于70%（一般由被检眼的不规则散光、白内障或眨眼引起）。

4. 当显示"AAA"字样，则因被检眼位移动或瞳孔过小而无法测定；显示"OOO"或"OUT"则说明被检眼屈光度超过了测量范围。

5. 电脑验光机给出的结果不宜直接配镜，必须进行复核后，才能配镜。

6. 经常应保持仪器的清洁，并经常保养，发现故障及时维修，定期复查仪器精度。

直接和间接检眼镜区别是什么?

检眼镜可分为直接检眼镜和间接检眼镜两种。直接检眼镜可直接检查眼底,不必散大瞳孔,在暗室中进行检查,检查者眼睛必须靠近患者的眼睛。用右眼检查患者的右眼,右手拿检眼镜,坐在或站在患者的右侧,左眼则反之。医者的另一手牵开患者的眼睑,先将检眼镜置于患者眼前约20cm,用+10D镜片检查患者的屈光间质是否透明,检查屈光间质后,可开始检查眼底各部分,转动透镜片的转盘可矫正医者和患者的屈光不正,若医者为正视眼或已配矫正眼镜,则看清眼底所用的屈光度表示被检眼的屈光情况。

间接检眼镜使用时须充分散大瞳孔,在暗室中检查,医者接通电源,调整好距离及反射镜的位置,开始先用较弱的光线观察,看清角膜、晶体及玻璃体的浑浊,然后将光线直接射入被检眼的瞳孔,并让被检眼注视光源,一般用+20D物镜置于被检眼前5cm处,物镜的凸面向检查者,检查者以左手持物镜,并固定于患者的眶缘,被检眼、物镜及检查者头固定不动,当看到视乳头及黄斑时再将物镜向检查者方向移动,在被检眼前5cm处可清晰见到视乳头及黄斑部的立体倒像。

两种检眼镜的特点及主要区别:

(1)聚光镜:直接检眼镜需要聚光镜;间接检眼镜则不需要。

(2)检查距离:直接检眼镜检查时应尽量接近患者眼睛;间接检眼镜检查时医生应与患者保持一手臂远的距离。

(3)成像差异:直接检眼镜成像为正立的虚像;间接检眼镜成像为倒立的实像。

(4)光照亮度:直接检眼镜光线强度不大,因而不适用于屈光介质浑浊的患者;间接检眼镜光线较明亮,可用于屈光介质浑浊的患者。

(5)可视范围:直接检眼镜为约2倍视盘直径;间接检眼镜可视范围约8倍视盘直径。

(6)立体观测:直接检眼镜不能进行立体观测;间接检眼镜可进行

立体观测。

（7）可见眼底视野：直接检眼镜可观察到略超眼（球）中纬线的范围；
间接检眼镜观察范围可达视网膜锯齿缘。

 直接和间接检眼镜使用时应注意什么?

1．直接检眼镜

（1）直接检眼镜下所见并不是眼底的实际大小，检查所见比实际物像
放大14～16倍。

（2）若要观察视网膜神经纤维层改变时，应在无赤光下观察。

（3）检查结束时，应将检眼镜的转盘拨到0处，以免转盘上的镜片受
到污染。

（4）一般检查时可不散大瞳孔。若要详细检查眼底时，需要散瞳后
检查。

（5）直接检眼镜观察范围小，屈光间质浑浊可影响眼底的观察。

（6）怀疑闭角型青光眼患者或前房浅者，散瞳时要格外谨慎，以免
导致闭角型青光眼发作。

（7）对于高度屈光不正者，直接检眼镜检查较为困难，可应用间接
检眼镜进行检查。

2．间接检眼镜

（1）青光眼患者不适宜使用。

（2）检查前禁忌情绪紧张。

（3）检查周边眼底时，最好予以扩大瞳孔，嘱患者将眼球转向一侧，
检者亦应将头适当倾斜。

 什么是眼底照相机?

眼底照相机是用于对人眼后表面（包括视网膜、黄斑、后节等）进行

观察、拍摄及记录、处理眼底状况的医用仪器，由装有照明和观察光路系统的主机、照相机、仪器工作台、三维可控仪器底座和电源设备等构成。产品适用于眼科中眼底大范围的视网膜放大成像及视网膜荧光素血管照相。

眼底照相机使用时应注意什么?

1. 患者瞳孔充分散大后进入暗室。

2. 患者头部保持一定姿势并固定于支架上。

3. 患者造影时眼睛睁大，少眨眼，非检查眼注视红色指示灯，以固定眼球。

4. 推药完毕时，一手按压针眼，一手摸患者脉搏，观察脉搏速率、节律强弱等。

5. 拍摄过程中，患者应按要求转动眼球，充分暴露病变部位。

6. 对畏光或眼睑皮肤松弛者，可帮助固定其上、下眼睑。

超乳波切一体机功能是什么?

超乳波切一体机采用先进的氙光源照明，玻切刀设计切合术者需要且更加巧妙，实现了5000cpm的切速，对视网膜的牵拉及对玻璃体的扰动更小，最低程度地减少了患者的痛苦，术后恢复更快，视觉感受更好。超乳波切一体机集众多功能于一体，操作起来却极其方便，极大地节约了手术时间，提高手术效率，其最大的优点就是能将眼压控制稳定在医生需要的范围内，提高患者手术耐受力，确保手术顺利完成。

超乳波切一体机使用时应注意什么?

1. 此设备最好配备稳压电源，避免电压不稳对设备带来的损害。

2．严禁油状及挥发性物质进入机器（如使用有油气泵，或将硅油吸入机器）。

3．双路照明使用时最好习惯性使用其中一侧，以免双路同时故障影响手术。

4．手术结束后应密闭气源，以免漏气影响下次使用，最好准备备用气源。

5．严禁液体进入机器。

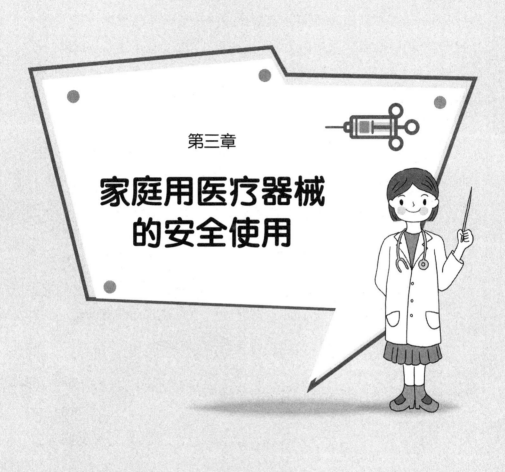

第三章

家庭用医疗器械的安全使用

购买了不合格的医疗器械，怎么办？

如果您发现所购的医疗器械产品是不合格产品，建议及时做两件事，维护自身权利。

第一，维权。您应当保存好该医疗器械产品和购进发票，直到您的权利得到维护；如果您使用了该医疗器械并造成损害的事实及后果，还要保存相关的证据，如就医的病历、发票、伤残报告等，当然最好还有使用与造成损害的鉴定报告。维权可以从两个角度进行，一个从消费者权益保护的角度，另一个是从损害赔偿的角度。选择哪一种方法进行，就看是否有利于维权和是否便利进行选择。一般来讲，如果购买了不合格医疗器械没有使用或使用了没有造成危害，您可以直接找商家索赔，根据《消费者权益保护法》，可以得到赔偿，在这过程中，您可以寻求当地"消费者协会"的帮助，这种方法比较便利。如果您购买并使用该医疗器械，且造成了伤害，用《消费者权益保护法》就不足以维护自身的权利，这时您应当选择诉讼途径，以损害赔偿来维权更有力度。

第二，向当地食品药品监管部门投诉，让职能部门调查处理，以维护医疗器械市场的秩序。

如何妥善保存和维护医疗器械？

一般来讲，医疗器械说明书上都标注有产品储存、维护和保养方法，对有特殊储存条件或方法的医疗器械，也会做特别说明。您只要按说明书要求做，是能够妥善保存和维护好医疗器械的。

此外，家庭保存医疗器械，还要注意以下几方面问题：

（1）对有使用期限的医疗器械，注意在有效期内使用。

（2）注意是否无菌包装，对无菌包装的医疗器械，特别注意不要损坏包装，如果包装损坏了，就不要再使用。

（3）一次性器械不要重复使用。

（4）有的医疗器械是易碎品，要妥善保管，防止打碎。

可长期使用的家用医疗器械，要定期或不定期维护保养，需找生产企业或专门的正规服务机构来指导和提供具体服务。

家用血压计有哪几种类型？

1. 水银（汞）柱血压计

耐用，测量血压值稳定，较精确；完全依赖人的主观性，重复性差，准确度依赖临床医师的经验，外界噪声干扰对"柯氏音"的识别，携带不便。

2. 电子血压计

不需要掌握柯氏音听诊术，小巧轻便，使用简便易掌握，噪声小，无水银外漏，适合家庭自测或出差旅途中测量。电子血压计灵敏度高，抗干扰性较差，容易受受检者的体位、上臂位置和袖带缠扎部位等因素的影响。

3. 气压表式血压计

优点是体积小、没有液体、便于携带、无水银外漏问题，但缺点是难以保证测压数据始终准确，必须定期与汞柱血压计进行校准，通常读数偏低。

血压检测时需要注意什么？

1. 依测量结果自我诊断及治疗有风险，应遵从医生指导。

2. 在普通心律失常（比如说房性期前收缩、室性期前收缩及房颤等）的情况下测量会造成误差。

3. 请勿对袖带过度加压，会造成手臂瘀血或麻痹。

4. 患有严重的血液循环障碍、血液疾病的患者，请在医生的指导下使用。

5. 测量时因手臂受到挤压，可能会导致急性内出血。

6. 请勿在血压计附近使用移动电话或其他发射电磁场的装置。

7. 请勿对血压计的本体或袖带自行拆卸和改造。

8. 测量时需保持正确测量姿势，并在温度适宜的房间内测量血压。测量前预先去洗手间。在进食、饮酒、抽烟、运动和淋浴后，至少等30分钟才开始测量。测量前请至少休息15分钟以上，连续测量时，请至少间隔2分钟以上。

 ## 血糖仪有哪几种类型？

1. 血糖仪按照工作原理一般分为电化学法和光化学法两大类。

（1）电化学法：采用检测反应过程中产生的电流信号的原理来反映血糖值，酶与葡萄糖反应产生的电子通过电流计数设施，读取电子的数量，再转化成葡萄糖浓度读数。其根据所采用的工具酶不同一般又分为葡萄糖氧化酶（GOD）血糖仪和葡萄糖脱氢酶（GDH）血糖仪两大类。

（2）光化学法：是检测反应过程中试条的颜色变化来反应血糖值，通过酶与葡萄糖的反应产生的中间物（带颜色物质），运用检测器检测试纸反射面的反射光的强度，将这些反射光的强度，转化成葡萄糖浓度。

2. 血糖仪从采血方式上有两种，一种为吸血式，一种为抹血式。

（1）吸血式血糖仪：试纸自己控制血样计量，不会因为血量的问题出现结果偏差，操作较为方便。

（2）抹血式血糖仪：一般采血量比较大，且采血量不易控制，如果采血量过多或不足，可能会影响血糖测试结果，造成测试结果可能会与真实血糖浓度不符，可能会误导糖尿病患者。

 ## 检测血糖时该怎样采集血样？

1. 彻底清洗和干燥双手。

2．温暖并按摩手指以增加血液循环。

3．将手臂短暂下垂，让血液流至指尖。

4．先将拇指顶紧指尖关节，再用采血笔在指侧采集血样。

5．采血后请勿反复挤压，以免组织液混入，造成检测结果偏差。

6．如为毛细血管全血，应擦去第一滴血，使用第二滴全血样本进行检测。

 血糖检测前有哪些注意事项？

糖尿病患者测空腹血糖前，要保证从前一日晚餐后至次日清晨做检查时空腹8～12小时，所以检查时间最好在清晨6～7时，超过10时以后的"超空腹"状态也会影响检查结果的可靠程度。如果检查空腹血糖的目的主要是了解平常血糖的控制情况、观察用药效果的话，前一日晚上的降糖药还要照常服用，早上的药可在抽血后再服用。

保证充足的睡眠，防止睡眠不足，避免前一日进食过多或测空腹血糖前情绪激动、过于剧烈的活动等，因为这些因素都会导致血糖升高。

要注意生活习惯，如果在体检前三天吃了很多含糖量高的食物，很可能会对血糖检测结果造成影响，还要休息好，如果受到刺激或者睡眠不足都会导致血糖不稳定，还有过度劳累或者剧烈运动也会影响血糖检测结果。

如果检查餐后2小时血糖时要按平时的饮食习惯吃饭，餐前降糖药照常服用，抽血时间从吃第一口饭算起2个小时。有调查发现，有60%的患者检查前停用了降糖药，或计算检查时间不对，导致检测不能真实反映血糖控制情况。

 按摩器具操作时间如何掌握？

使用按摩器要循序渐进。初次使用按摩器的时间不宜过长，最好先试10~15分钟。如果在第一次使用后身体没有出现什么不适，才可以适当地延长按摩时间，但每次使用时间不宜过长，要调整好按摩力度和次数，要由轻到重，由少到多。时间最好控制在每次20分钟到半小时，早晚各1次即可。为了避免发生不良后果，在空腹、饱食、醉酒和剧烈运动后严禁使用电子按摩器。此时按摩可使血液流速进一步加快，胃部平滑肌蠕动增强，易造成恶心、呕吐、胸闷等不适。

红外理疗设备治疗面部时需要注意什么？

做红外理疗时需注意辐射部位必须完全裸露，否则影响疗效。如使用红外发光设备不要用眼睛直视红外发光部件，但辐射面部时，患者应戴上有色眼镜或眼罩，保护双眼，以免眼球发生干涩现象，婴幼儿温度酌减。照射距离以感觉舒服为准，辐射距离过近容易发生皮肤灼伤（如发红或起水疱）但距离过远，也会影响疗效，使用时温度较高，不要用手触摸开着的红外线发热部位，以免烫伤。

磁场理疗有什么作用？

止痛作用磁场有明显的止痛作用。磁场理疗可用于各种疼痛症状，如软组织挫伤痛、神经痛、炎症性疼痛、内脏器官疼痛。镇静作用磁场保健理疗可以改善睡眠状态，缓解肌肉痉挛，减轻面积抽搐，减轻喘息性支气管炎和瘙痒症，这可能与磁场对神经和经络系统的作用有关。

消肿作用磁场有明显抗渗出作用，这在临床和实验中得到证实，磁疗消肿原因，主要是局部微血管扩张，血流加速，使渗出物吸收和消散。

消炎作用磁场有一定的消炎作用，这与磁场改善微循环、消肿、止痛和促进免疫反应增强有关。加强内分泌作用磁场理疗能加强内分泌液渗出的作用，纠正内分泌失调和紊乱。

调节神经作用磁场理疗能增强人体的感受器，兴奋末梢神经，调节神经功能。

改善血液循环作用磁场理疗能改善血液循环，增强氧气和铁质的吸收，排除二氧化碳和血液的毒素。

增强血管弹性和扩张血管作用磁场理疗保健能在体内产生电流，诱发"焦耳热"，增强血管壁的弹性是因血管扩张，降低血液黏度，加快血流，消除栓塞。

频谱理疗有哪些禁忌证？

婴幼儿、有出血倾向者、活动性肺结核、严重动脉硬化、恶性肿瘤、高热及其他危险患者和装有心脏起搏器者、妊娠期妇女、光热过敏症患者禁止使用；眼部、烧伤部位、肿胀部位应慎重使用；严重高血压、严重心脏病患者慎用。

特定电磁波治疗仪适应证有哪些？

特定电磁波治疗仪对青春期少女痛经、产妇小腹的收腹、各种妇科类炎症、痛症均有意想不到的效果。特定电磁波治疗仪对各种软组织损伤均具有良好的消炎、消肿、镇痛作用，能加速创伤和手术伤口的愈合。特定电磁波治疗仪对血液循环障碍、微循环阻塞、静脉曲张等症有奇特的治疗效果。

特定电磁波治疗仪对颈椎病、持续顽固性腹泻及婴幼儿肠炎有很好的疗效。特定电磁波治疗仪对风湿性关节炎、头疼等患者，可在数小时或2~3天内病情得到明显缓解或治愈。

特定电磁波治疗仪对体内淤血、血栓、血肿具有良好的促进自我吸收作用。

颈椎牵引器牵引力度如何掌握?

必须熟练掌握进入牵引和解除牵引的操作，方可进行牵引器的使用。牵引角度为30°～90°角，能瞬间牵开椎体，并恢复脊椎的正常生理曲度，调节脊椎内外力学平衡最为合适，是脊椎牵引最有效的牵引角度。

牵引力度从小到大，逐步增加。牵引力度是颈椎牵引安全的关键，也是使用者必须遵循的原则。力太小椎体拉不开肯定没有效果，力太大容易拉伤肌肉和韧带（卧位牵引不需要承受身体的重量，如果是坐位牵引颈部时，最佳牵引力值应该为体重的10%以上加上头部的重量；站位牵引腰部时，最佳牵引力值应该为体重的10%加上上半身的重量）。

牵引时间一般在15～20分钟。时间过长易造成肌肉和韧带静力性损伤。

牵引方式可分为持续性牵引和间歇性牵引。持续性牵引在整个过程中始终保持牵引力，间歇性牵引则在牵引过程中有几次牵引力的减小。年岁大、病情重者多选间歇性牵引。

腰椎支撑器适用范围是什么?

长时间弯腰或坐着工作的健康人，或者患有腰痛、腰肌劳损、坐骨神经痛、腰椎间盘突出症、腰椎骨质增生等疾病的患者。

假肢日常维护需要注意什么?

上肢臂筒及下肢接受腔每日保持清洁，睡前清洗干净，自然晾干。上肢臂筒和下肢接受腔穿戴一段时间后有时会出现残肢萎缩现象，此时可用加穿残肢袜或填补皮垫的方法调节以保持穿戴和行走安全。硅胶、凝胶软套应每日用中性肥皂水清洁内侧，自然风干（使用护理液为佳）；避免尖锐、粗糙物体划伤及撕裂；避免高温暴晒、烘烤；避免强力抻拉。

结构件的维护假肢的结构件应按售后保质期要求正常使用。一般

3~6个月定期到假肢公司保养、维护。如出现异常时与假肢公司联系，妥善解决；为防止结构件的损坏，延长假肢使用寿命，假肢不宜在潮湿或恶劣环境中使用和存放；在没有得到技术人员的允许下，使用者严禁自行拆卸假肢。

残肢的日常护理每日保持残肢清洁，检查残肢与接受腔或臂筒接触的皮肤，如有异常应及时就医或与假肢公司联系，以便及时妥善解决；在治疗期间提醒您最好不穿或少穿假肢直至痊愈，避免加重感染和其他意外情况。

目前应用较多的助听器有哪几种？各有什么优缺点？

目前我国人群中应用较多的助听器有：盒式助听器、耳背型助听器、耳道型助听器、深耳道型助听器。

（1）盒式助听器：优点主要是功率大、价格低、易操作；缺点是不美观、佩戴不方便。

（2）耳背机：相对于盒式机来说，优点是体积小、美观、人体躯干低频反射增强现象明显减弱、无须定做、可安装的功能较多；缺点是位于耳后，音量调节不方便操作等。

（3）耳道型：体积小、美观，位于耳道内保留正常耳廓结构外形，更符合人耳的生理学特征，有助于提高声增益和声源定位。其缺点主要有：不适用儿童、易受耵聍影响、外型小、较难操作。

（4）深耳道型：可减少堵耳效应，保真性高，改善了声源定位，降低了对增益的要求，固定性好，隐蔽性强，损伤机会少；但缺点是输出功率有限、耳道内易受潮损坏内部零部件、价格较贵、不适合儿童。

使用助听器有什么需要注意的事项？

1. 避免任何液体进入助听器内，而损害其中的零件。

2．避免将助听器置于高温下（如受太阳光直射，靠近热电器、吹风机或暖气机）。

3．避免助听器掉落地面，因为如此会损害易碎之零件。

4．避免将异物插入助听器内，造成严重的损坏。

5．避免发胶、香水等直接喷洒在助听器上，这些液体容易粘住音量控制器与麦克风。

6．耐心与不断地练习，是适应助听器的不二法门。助听器无法使听力恢复正常，也无法使患者免除、改善因生理因素所造成的听力障碍。

7．对多数人而言，仅偶尔使用助听器，并不能从助听器获得充分的帮助。

8．助听器只是整个复健工作中的一部分，还应该同时接受助听器与读唇训练，以期收到相辅相成之功效。

老年人应选配什么样的助听器？

在购买助听器前，应由有验配医生（最好是耳科专门医生）进行听力检查，若有任何可治疗病症，应先治愈。若医生建议使用助听器时，需做进一步的助听器评估，以此作为选配助听器的依据。

一般老年人应选择操作简单、佩戴方便的如盒式机、耳背机。助听器不是越贵越好，而是要与自己的听力损失相匹配，佩戴助听器一般有3~6个月的适应期，如佩戴过程中确实不适，应及时到验配中心进行调试，以免影响后期使用。

家用制氧机的注意事项有哪些？

1．家用制氧机主要用于保健，不可用于急救或重症患者；或请遵循医生的嘱咐来使用机器。

2．请勿在潮湿的环境下使用制氧机。

3. 吸烟时请勿使用制氧机。

4. 使用过程中，注意氧气连接管是否通畅，以免出现故障。

5. 切勿使用湿手插拔电源插头，以免触电危险。长时间不使用氧气机请将插头拔下。

6. 制氧机使用时请水平摆放，不能将机器倾斜、倒置或将散热排气口堵住。

7. 定期清洗更换过滤棉。

8. 制氧机工作时应远离火源。

9. 湿化瓶中应按要求添加水。

雾化器的基本功能和原理是什么？

雾化器的基本功能：以超声振荡或空气压缩机驱动的方式将药物雾化供患者吸入。主要用于治疗各种上下呼吸系统疾病，如感冒、发热、咳嗽、哮喘、咽喉肿痛、咽炎、鼻炎、支气管炎、肺尘埃沉着病等气管、支气管、肺泡、胸腔内所发生的疾病。

目前医用的雾化器主要有两类：医用超声雾化器与医用压缩雾化器。

（1）医用超声雾化器原理：由超声波发生器产生的高频电流经过超声换能器使其将高频电流转换为相同频率的声波，由换能器产生的超声波通过雾化杯底部的透声薄膜，从而使超声波直接作用于雾化杯中的液体。当超声波从杯底经传导到达药液表面时，在受到垂直于分界面的超声波的作用后，使药液表面形成张力波，随着表面张力波能量的增强，当表面张力波能量达到一定值时，在药液表面的张力波波峰也同时增大，使其波峰处的液体雾粒飞出。由于超声波而产生的雾粒具有尺寸均匀，动量极小，故容易随气流行走。超声雾化器将药液分裂成微粒后，再由送风装置产生的气流作用而生成药雾，药雾经送雾管输送给患者。

（2）医用压缩雾化器原理：通过压缩机产生的压缩空气为驱动源来产生及传输气雾。压缩机产生的压缩空气从喷嘴喷出时，通过喷嘴与吸水管之间产生的负压作用，向上吸起药液。吸上来的药液冲击到上方的隔片，变成极细的雾状向外部喷出。药雾经吸嘴或面罩输送给患者。

 ## 家庭使用雾化器需要注意哪些问题？

1. 应在医生指导下购买、使用雾化器；雾化药物的使用应遵医嘱。
2. 应按说明书规定进行使用。
3. 应按说明书的规定的方法进行消毒。
4. 与人体接触的附件为一次性使用的（如一次性咬嘴），应按说明书规定对用后的产品处理。
5. 产品存放或使用时要防止婴幼儿及精神病患者触及。
6. 使用后及清洁保养时须将电源拔下。
7. 要进行雾化器的定期保养和维护。

 ## 各种体温计的特点？

玻璃体温计具有示值准确、稳定性高的特点，还有价格低廉、不用外接电源的优点，但也存在不易读数、测量时间长等缺点。另外玻璃管破损后会导致水银泄漏，污染环境及危害人体健康。

电子体温计具有读数清晰、携带方便、测量时间较短等优点。其不足之处在于示值准确度受电子组件及电池供电状况等因素影响，不如玻璃体温计准确。

红外线体温计操作方便、测量迅速，但也存在价格昂贵、使用时对环境温度要求较高等缺点。

家庭可以根据实际情况选购合适的体温计。

电子体温计的原理与结构是怎样的?

电子体温计是利用感温元体(通常是用热敏电阻)的电阻值大小随环境温度的变化而变化的原理制成的。

一般电子体温计由四部分组成,头部是感温部件,杆身是数字式温度显示器,侧面是电源开关按钮,末端是电池盒和盖。

电子体温表读数直观,携带方便,小巧新颖,不易损坏,比普通水银体温表更易保管。

 ## 购买电子体温计时要注意哪几点?

1. 检查电子体温计外观应无明显裂纹、毛刺、刮伤、脏污,零部件不可松动。

2. 检查电子体温计提示音应清晰、响亮,显示屏显示数字应清晰、完整。

3. 电子体温计应附有使用说明书和检验合格证。

4. 电子体温计均需在产品适当位置或随附文件上标注:产品名称及型号、生产厂家、产品注册号、执行标准号、生产许可证号、电源电压、出厂日期或批号、CMC计量许可证编号、CPA型式评价证书编号(仅红外线体温计适用)。

 ## 使用气囊式颈椎牵引器有哪些注意事项?

1. 充气时应循序渐进,不要过猛,在做牵引治疗出现头晕等异常反应时,应徐徐放气,直到不应有的症状消失,再重新调整使用。

2. 治疗时尽量使颈部放松,慢慢加气压,以增强牵引效果;大力牵引前应做30分钟小牵引,牵引复位时应在医生指导下进行;大力牵引结束时应缓慢放气。

3. 切勿刺激或压迫颈动脉窦,其体表位置在甲状软骨两侧上缘下

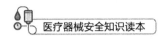

部,即颈4水平。

4. 如颈部细、多层气室内径大,使用时将多层气室尽量后移,下颌骨放在绒垫上即可。

5. 用时不可用力撕扯,以免粘接处漏气。

6. 严禁超牵引行程使用。

 如何理性购买血糖仪?

糖尿病是一种慢性病,需要长期治疗。及时了解自身的血糖情况非常重要,监测、控制血糖是糖尿病患者的首要任务。糖尿病患者对控制血糖采取的任何措施(比如用药、控制饮食、使用胰岛素)以及对使用结果的了解,都必须通过检测血糖水平,才能心中有数。有些患者使用尿糖试纸,虽然价格比较便宜,但是尿糖试纸不能反映低血糖的情况,所以糖尿病患者在家配备一台血糖仪非常有必要。

购买血糖仪,必须注意以下方面:选择一种售后服务好,试纸能保证长期供应的血糖仪;不同品牌血糖仪的试纸不同,不能互相借用。试纸最好购买方便、易操作,在购买时可要求销售人员示范,并确认自己可单独操作。血糖仪的显示屏所显示的数字应易辨认,血糖仪最好有"记忆"功能,以便将测定的血糖值储存。自测类血糖仪不能用于药物调整,也不能用于胰岛素调整。

 使用血糖试纸应注意什么?

1. 用户在进行血糖检测之前,应详细阅读产品说明书中的所有信息。

2. 用户在进行血糖检测之前,应熟练掌握该项目操作技能。

3. 用户在进行血糖检测之前,应了解自测用血糖类产品只用于监测糖尿病患者血糖控制的效果,而不能用于糖尿病的诊断和筛查,也不能作为治疗药物调整的依据。

4. 建议使用者应将其使用的血糖监测系统与良好维护的临床实验室测量程序（实验室常规血糖检测仪）进行定期的比较，以确定血糖监测系统是否处于正常工作状态。

5. 用户不得使用过期、被损坏或污染的试纸条。

检测血糖时该怎样采集血样?

1. 彻底清洗和干燥双手。

2. 温暖并按摩手指以增加血液循环。

3. 将手臂短暂下垂，让血液流至指尖。

4. 先将拇指顶紧指尖关节，再用采血笔在指侧采集血样。

5. 采血后请勿反复挤压，以免组织液混入，造成检测结果偏差。

6. 如为毛细血管全血，应擦去第一滴血，使用第二滴全血样本进行检测。

血氧仪的基本原理是什么?

血氧仪的工作原理基于动脉搏动期间光吸收量的变化。分别位于可见红光光谱（660nm）和红外光谱（940nm）的两个光源交替照射被测试区（一般为指尖或耳垂）。在这些脉动期间所吸收的光量与血液中的氧含量有关。微处理器计算所吸收的这两种光谱的比率，并将结果与存在存储器里的饱和度数值表进行比较，从而得出血氧饱和度。

家用血氧仪应该注意哪些问题?

1. 初次使用家用血氧仪之前，需要仔细查阅血氧仪的使用说明书，了解使用方法及注意事项。

2. 一般家庭中使用的血氧仪产品都是电池供电，使用前注意检查电池是否有电，长期不使用时应按说明书指导及时取出电池。

3. 使用产品后要按说明书的维护、保养方法进行维护。

轮椅都有哪些种类？

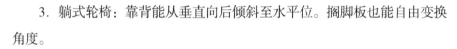

1. 固定式轮椅：结构简单，但不用时占用空间比较大，上下车不方便。

2. 折叠式轮椅：车架等可折叠，便于携带和运输。这是目前国内外应用最为广泛的一种，根据不同的椅座宽度和轮椅的高度，可供成人、少年和儿童使用，还有些根据轮椅能够换用较大的椅背和靠背。

3. 躺式轮椅：靠背能从垂直向后倾斜至水平位。搁脚板也能自由变换角度。

4. 运动型轮椅：根据比赛而设计的特种轮椅，质量轻，在室外应用时运行较快。

5. 手推型轮椅：由他人推动的轮椅主要用作护理用椅子。

6. 电动轮椅：有供成人或儿童使用的规格，其重量约为标准轮椅的2倍，有多种操纵方式。

家庭如何选购轮椅？

1. 一般仅作为代步工具的使用对象要选择折叠轻便的轮椅。可以装入汽车后备箱，可以方便提着上楼，不用时占地方少。

2. 特殊用户如只有一只手或只能用一只手驱动轮椅，要选择具有只用一只手可以同时驱动两个轮子功能的轮椅，否则选购普通轮椅没有护理人员时只能原地打转。

3. 购买轮椅时要多看多问。一看轮椅座面和靠背材质是否结实耐用；

二看轮圈和辐条的质量、车轮转动的灵活性；三看轮椅的外观工艺，外观工艺粗糙的轮椅其内在质量不会太好，车胎要选择经久耐用质量好的，要有使用说明书和保修单，四轮椅应要有医疗器械注册证，铭牌上应有注册证号等。

安装有骨钉、骨板的患者，生活中应注意哪些问题？

1. 术后护理以及患者遵循医嘱的主观愿望和客观能力是骨折成功愈合的两个最重要因素。必须让患者明了植入物是有局限性的，术后应采取必要的保护措施，严格按要求进行功能锻炼。必须要求患者定期做X线检查，如出现不良迹象，需严密观察，评估进一步恶化的可能性，并采取相应的措施。

2. 18岁以下和65岁以上存在急性感染患者、妊娠哺乳期妇女、钙代谢紊乱者、精神病患者、全身性神经疾病患者、已知对植入物的材质过敏患者、严重粉碎性骨折患者、糖尿病或晚期肿瘤患者、生命体征不平稳的患者、严重骨质疏松的患者、开放性骨折患者等不得使用相关产品。

3. 术后X线片显示骨折完全愈合，即可取出锁定板。超过1年不取，锁定板会失效，同时会增大断板的可能性。

4. 陈旧性骨折用锁定板时，必须将骨折碎片良好解剖复位并将骨缺损处植骨后方可进行固定。

5. 产品在手术过程中应避免表面粘上其他物质如清洗不干净等可能给患者造成生物不相容、延误治疗等危害。

安装有心血管支架的患者，平时要注意的主要事项有哪些？

（1）服用抗凝药物：冠心病患者做完支架手术后要继续按医嘱服用抗凝药物，避免血栓形成。

（2）适当运动：术后活动水平应根据术前的身体状况、活动习惯、手术后的心脏情况和所处的环境不同而定，提倡进行有氧运动，如散步、做保健操、打太极拳等。注意运动必须适当，避免不适宜的运动。

（3）调节饮食：应以清淡饮食为主，蛋白质应该以鱼类为主，切忌暴饮暴食或进食过饱。多吃新鲜蔬菜、水果、瘦肉、鸡、鸭、兔、鱼肉、豆制品和奶制品等。

（4）不宜常吃或大量吃动物内脏、鱿鱼、蟹黄、蛋黄以及煎、炸、烧烤等食品。

（5）保持情绪稳定，避免大喜大悲或精神抑郁：生活要有规律，避免过度紧张和情绪波动，保持大便通畅。

（6）控制血压，控制血脂，控制体重，戒烟，节制饮酒。